Dr. med. Matthias Manke

SCHLUSS MIT RÜCKEN SCHMERZEN

Schnelle und effektive Selbsthilfe:
30 Übungen, um die häufigsten
Beschwerden in den Griff zu bekommen

INHALT

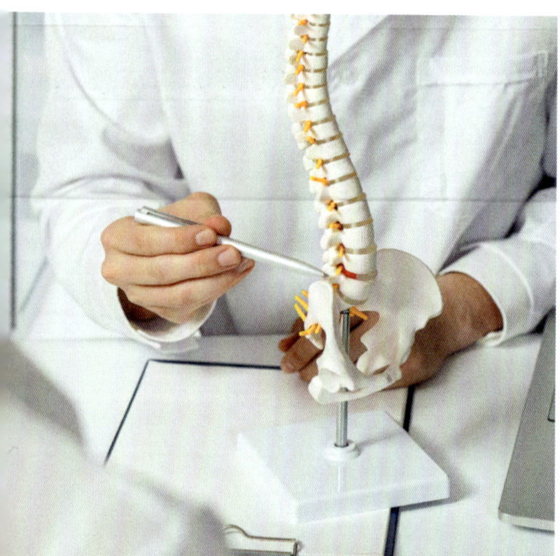

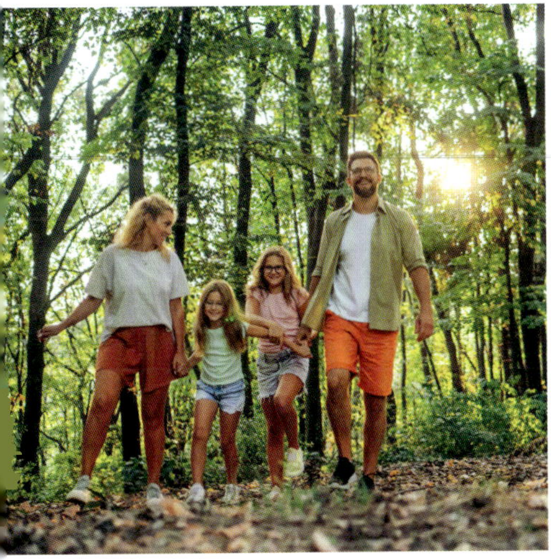

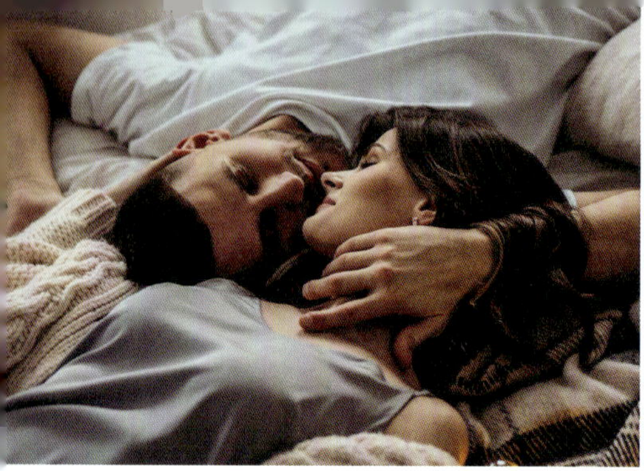

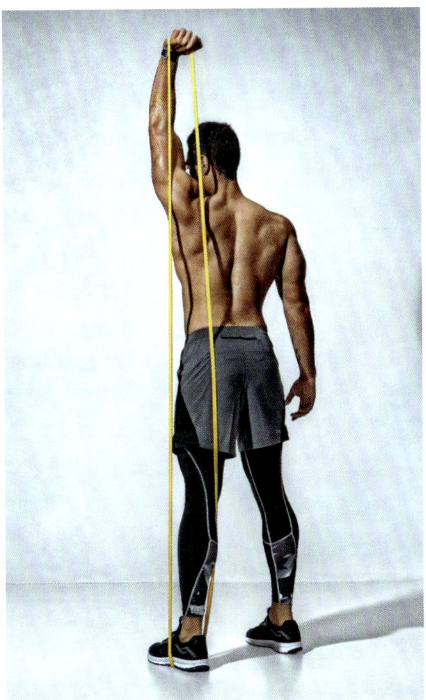

VORWORT

Rückenschmerzen gehören zu den häufigsten Beschwerden unserer Zeit. Sie betreffen Millionen von Menschen weltweit und schränken das Leben in vielerlei Hinsicht ein. Wahrscheinlich macht auch dir dein Rücken Probleme und du hast schon etliche Methoden ausprobiert, um deine Beschwerden zu lindern – mit mehr oder weniger Erfolg. Doch nun hast du dieses Buch in der Hand. Und dazu möchte dir gratulieren, denn damit hast du einen wichtigen Schritt in Richtung Schmerzfreiheit gemacht. In „Schluss mit Rückenschmerzen" geht es nicht nur darum, Symptome zu bekämpfen. Ziel ist es vielmehr, die Ursachen der Beschwerden zu verstehen und gezielt anzugehen. Es gibt zahlreiche Bücher und Ratgeber über Rückenschmerzen, die meist allgemeine Übungen anbieten, die oft nicht zu den individuellen Bedürfnissen passen.

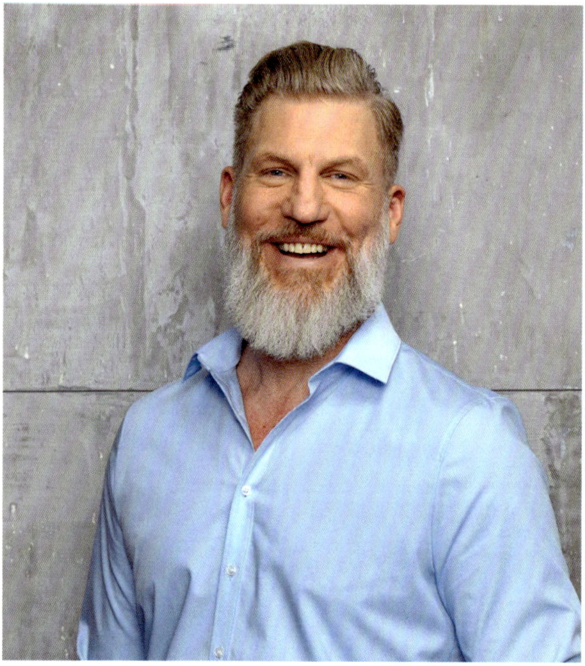

In diesem Buch hingegen erfährst du, wie Rückenschmerzen entstehen, was in deinem Körper passiert und wie du mit bewährten Methoden und effektiven Übungen selbst die Kontrolle über deine Gesundheit übernehmen kannst.

Der Weg zu einem gesunden Rücken beginnt mit Wissen und Verstehen. Rückenschmerzen sind oft das Ergebnis eines komplexen Zusammenspiels aus körperlichen, psychischen und alltäglichen Faktoren. Dieses Buch zeigt dir, wie du deine Lebensgewohnheiten nachhaltig verbessern und durch gezielte Bewegungen und Übungen schmerzhafte Verspannungen lösen kannst.

Ich lege großen Wert darauf, wissenschaftlich fundierte Ansätze mit praktischen Übungen zu kombinieren, die für jeden umsetzbar sind – unabhängig von Alter oder Fitnesslevel. Daher kann ich dir versprechen: Selbst wenn du schon lange unter Rückenschmerzen leidest, gibt es Hoffnung auf Besserung.

Der wichtigste Teil deiner Reise zur einem gesünderen Rücken ist deine Motivation. Betrachte deine Rückenschmerzen nicht als unausweichliches Schicksal, sondern als Herausforderung, die du meistern kannst. Auch wenn es Rückschläge geben mag: Jeder kleine Fortschritt zählt! Das Wissen und die Methoden aus diesem Buch sollen dir dabei helfen, wieder Vertrauen in deinen Körper zu gewinnen und selbst aktiv zu werden.

Ich beschreibe zunächst in verständlicher Sprache, wie dein Rücken funktioniert und wie Rückenschmerzen entstehen. Dann geht es darum, wie du dich selbst motivieren kannst, und schließlich folgen gezielte Übungen und praktische Tipps, die dir Schritt für Schritt zeigen, wie du deine Muskulatur stärkst, deine Haltung verbesserst und deinen Alltag rückengerecht gestalten kannst. Jede Übung wird klar erklärt und durch Abbildungen veranschaulicht, damit du sie sicher und effektiv durchführen kannst. Darüber hinaus findest du wertvolle Hinweise zur Prävention, damit du langfristig schmerzfrei bleibst.

Ich wünsche dir von Herzen, dass du durch dieses Buch den Weg zu mehr Beweglichkeit, Wohlbefinden und Lebensfreude findest. Sieh dieses Buch als deinen persönlichen Begleiter auf deinem Weg zu einem schmerzfreien Leben. Du hast die Kraft, deine Rückenschmerzen zu besiegen – Schritt für Schritt, mit Geduld und dem richtigen Wissen.

Mache den ersten Schritt noch heute. Gib deinem Rücken die Aufmerksamkeit, die er verdient, und erlebe, wie ein schmerzfreies Leben deine Lebensqualität steigern kann. Du bist nicht allein auf diesem Weg – wir gehen ihn gemeinsam.

Herzlichst,

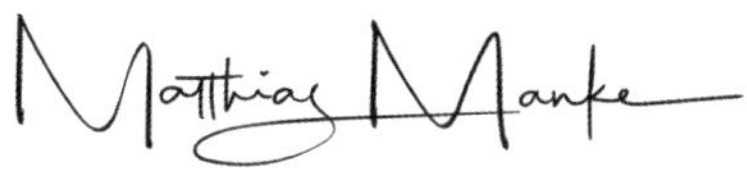

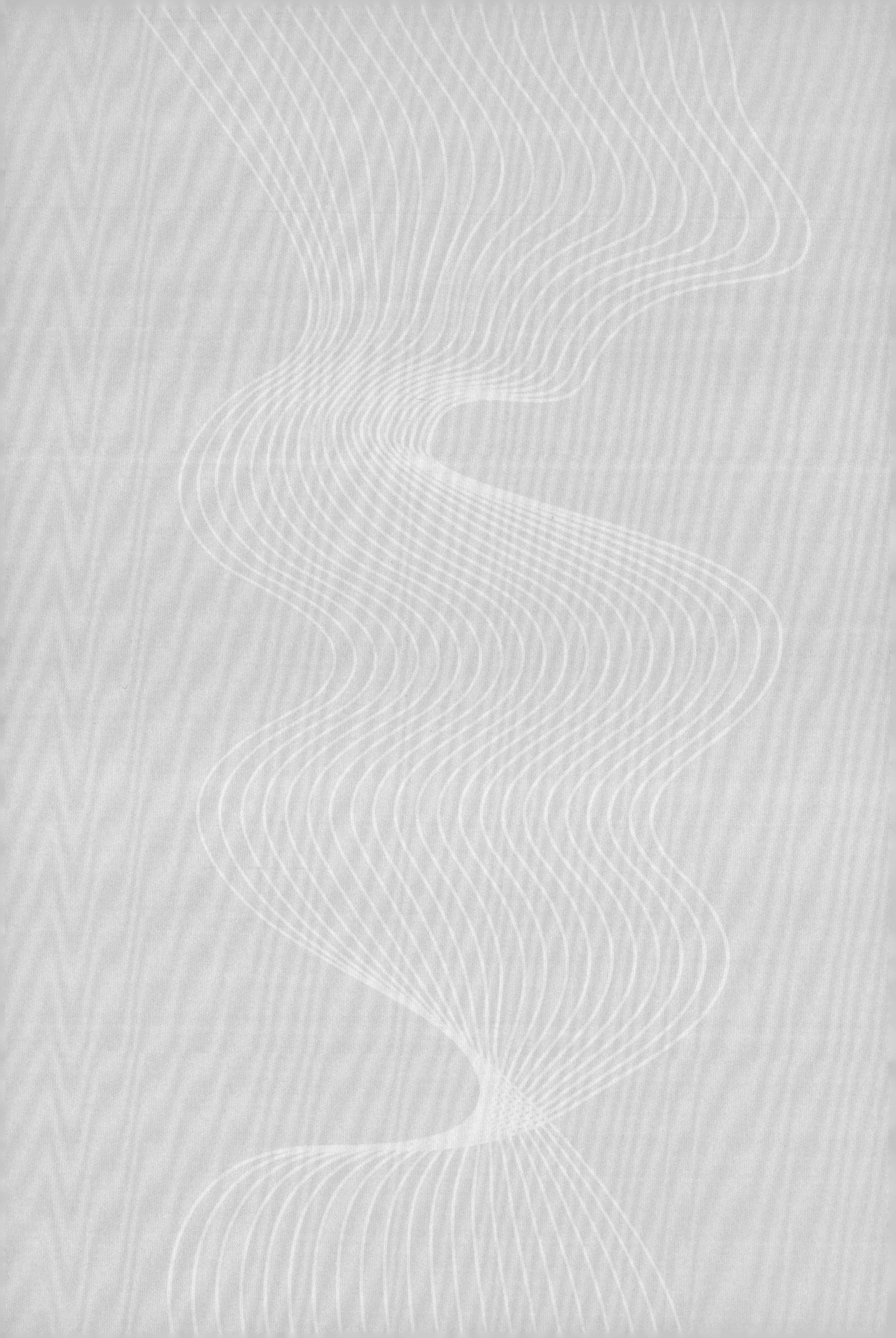

GRUNDLAGEN

Unser Rücken besteht aus komplexen anatomischen Strukturen, die zusammenarbeiten, um Stabilität, Beweglichkeit und Schutz zu gewährleisten. Sein zentrales Element ist – wer hätte es gedacht – die Wirbelsäule. Kommt es zu Störungen des fein abgestimmten Systems, können Schmerzen auftreten.

WAS DEN RÜCKEN AUSMACHT

Wir starten in diesem Kapitel mit den Grundlagen. Du erfährst, aus welchen Strukturen unser Rücken besteht, wie sie zusammenspielen und warum es wichtig ist, den Rücken als Ganzes zu verstehen. Denn so viel schon einmal vorweg: Unser Rücken ist ein faszinierendes Konstrukt, das ziemlich viel leistet.

Das System Rücken

Unser Rücken steht bei allen alltäglichen Bewegungen und Aktivitäten im Mittelpunkt. Er sorgt für eine aufrechte Haltung und für Mobilität, er schützt unsere Nerven und das Rückenmark, dabei ist er äußerst flexibel und hält unseren Körper im Gleichgewicht. Ein gesunder Rücken ist somit die Basis für ein aktives und schmerzfreies Leben und beeinflusst daher unsere Lebensqualität maßgeblich.

Weil das System Rücken im Regelfall von Anfang an gut und fehlerfrei funktioniert, machen wir uns größtenteils erst einmal keine Gedanken über unsere Rückengesundheit, sondern nehmen diese als selbstverständlich hin. Auch dann noch, wenn der Rücken sich das erste, zweite und dritte Mal bemerkbar macht. Schließlich geht das, was von alleine kommt, auch wieder von alleine weg. Und wenn das doch nicht der Fall ist, dann muss man halt zum Arzt oder Therapeuten gehen. So oder so ähnlich denken viele Menschen, wenn es um den Rücken geht. Denn sie sind davon überzeugt: Bei den ersten Wehwehchen muss man sich noch keine Gedanken um seinen Rücken machen – und wenn es mehr wird, gibt es schließlich die Spezialisten. Doch hier liegt der entscheidende Fehler: Besser früher als später muss jeder selbst die Verantwortung für seinen Rücken übernehmen. Wer dies nicht tut, wer nichts darüber weiß, wie der Rücken aufgebaut ist und was womit zusammenhängt, kann in einen Strudel des Rückenschmerzes geraten. Wenn die Schmerzen deutlich werden, gehen viele direkt vom Schlimmsten – von einem Bandscheibenvorfall – aus. Grund dafür sind vor allem Fehlinformationen von selbst ernannten Bewegungsexperten, von der Laienpresse und von den sozialen Medien.

Um diesem Strudel zu entkommen – oder besser gar nicht erst hineinzugeraten –, ist eine solide Kenntnis über das System Rücken absolut erforderlich. Schließlich gibt es neben der Bandscheibe noch sehr viele andere Strukturen, die Beschwerden verursachen können. Im Kapitel „Der Schmerz als Warnsignal" werden wir die unterschiedlichen Diagnosen beziehungsweise Schmerzursachen besprechen – vielleicht wirst du dann schon selbst die Ursache deiner aktuellen Beschwerden erkennen.

WISSEN IST MACHT

Das Wissen über die Strukturen des Rückens und über ihr komplexes Zusammenspiel ist essenziell für die Rückengesundheit. Nur wer weiß, wie der Rücken funktioniert, kann ihn auch gesund erhalten.

Kommen wir nun zum Aufbau des Rückens. Er besteht aus verschiedenen anatomischen Strukturen, die zusammenarbeiten, um Stabilität, Beweglichkeit und Schutz zu gewährleisten. Diese gliedern sich auf in: Knochen und Knorpel, Bandscheiben, Muskeln, Bänder, Faszien, Nerven, Blutgefäße, Haut- und Fettgewebe. Die Knochen sind teilweise über entsprechende Gelenke, die sogenannten Facetten- und Iliosakralgelenke, miteinander verbunden.

Die Wirbelsäule

Das zentrale Element unseres Rückens ist allerdings – wer hätte es gedacht – die Wirbelsäule. Sie gibt dem Rücken seine Struktur, schützt das Rückenmark und besteht aus mehreren Abschnitten:

- Die Halswirbelsäule (Zervikalbereich) besteht aus sieben Halswirbeln: C1 bis C7.
- Die Brustwirbelsäule (Thorakalbereich) besteht aus zwölf Brustwirbeln: Th1 bis Th12.
- Die Lendenwirbelsäule (Lumbalbereich) besteht aus fünf Lendenwirbeln: L1 bis L5.
- Das Kreuzbein (Os sacrum) besteht aus fünf miteinander verschmolzenen Wirbeln: S1 bis S5.
- Das Steißbein (Os coccygeum) besteht aus drei bis fünf kleinen miteinander verschmolzenen Wirbeln.

Von vorn betrachtet, verläuft die Wirbelsäule senkrecht. Betrachtet man sie von der Seite, zeigt sich in der Regel ein s-förmiger Verlauf: Die Wirbelsäule ist im Bereich der Lendenwirbel, der Brustwirbel und der Halswirbelsäule jeweils leicht gekrümmt. Diese natürliche Krümmung nach innen wird als Lordose,

Aufbau der Wirbelsäule

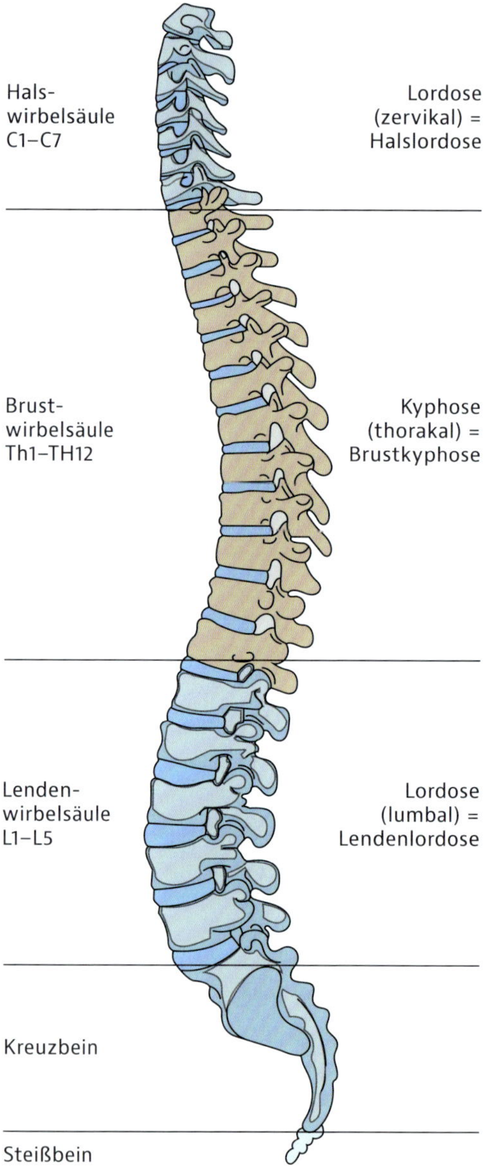

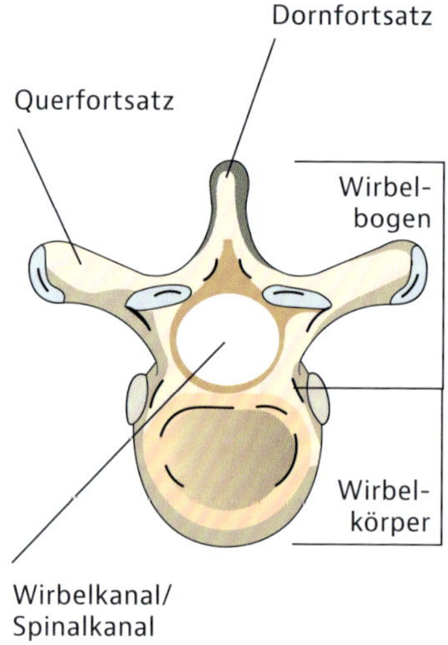

die nach außen als Kyphose bezeichnet. Die drei Krümmungen wirken dynamisch und können auf die Wirbelsäule einwirkende Stauchungskräfte abfedern. Dieser Stoßdämpfereffekt wird durch die Bandscheiben unterstützt.

Die Bandscheiben

Zwischen zwei benachbarten Wirbeln liegt jeweils eine Bandscheibe (Discus intervertebrale). Die Bandscheiben wirken als Puffer zwischen den Wirbeln, sie absorbieren Stöße und Druck, die bei Bewegungen wie dem Gehen, Laufen, Springen oder beim Heben auf die Wirbelsäule einwirken. Dadurch verhindern sie, dass die Wirbel aufeinander reiben, schützen die Wirbelsäule vor Abnutzung und Überlastung und ermöglichen gleichzeitig Bewegungen wie Beugen, Strecken, Drehen und seitliche Neigungen. Die Bandscheiben tragen zur Flexibilität der Wirbelsäule bei, indem sie es den einzelnen Wirbeln erlauben, sich gegeneinander zu bewegen, ohne dass die Wirbelsäule an Stabilität verliert.
Im gesunden Zustand haben unsere Bandscheiben eine entsprechende Höhe. So verhindern sie, dass die sogenannten Spinalnerven (siehe Seite 19) nicht durch den Druck der aufeinanderliegenden Wirbel bedrängt oder eingeklemmt werden – eine gesunde Bandscheibe schafft also Platz für die Nerven.

Aufbau der Bandscheibe

Damit die Bandscheiben ihren vielen Funktionen gerecht werden, haben sie einen speziellen Aufbau. Jede Bandscheibe besteht aus zwei Hauptbestandteilen, die ihnen ihre besonderen Eigenschaften verleihen: dem Faserring und dem Gallertkern.
Der Faserring (Anulus fibrosus) ist der äußere Teil der Bandscheibe und besteht aus mehreren Schichten von festem,

Die Bandscheibe

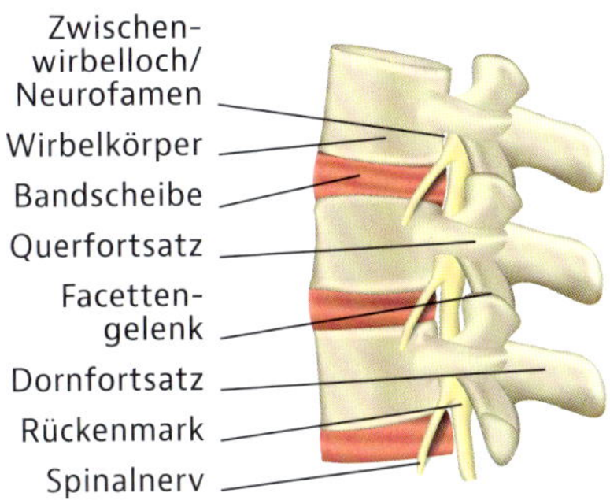

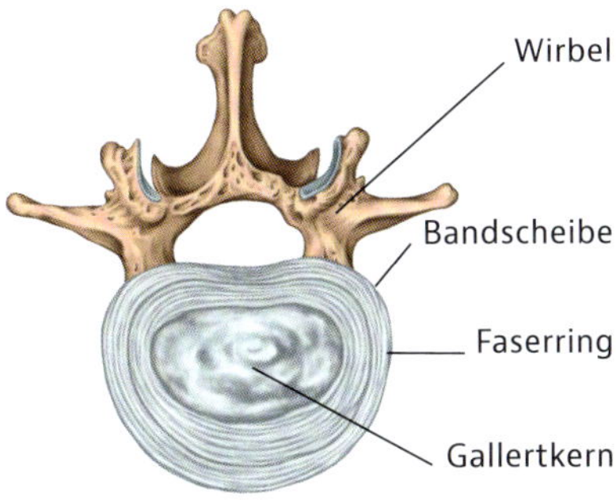

faserigem Bindegewebe. Diese Kollagenfasern sind ringförmig angeordnet und geben der Bandscheibe Stabilität und Festigkeit. Hierdurch behält sie ihre Form – und der gelartige Kern im Inneren wird geschützt.
Der weiche Gallertkern (Nucleus pulposus) besteht hauptsächlich aus Wasser und großen wasserbindenden Molekülen, den sogenannten Proteoglykanen, die sich aus Kohlenhydraten und Eiweißen zusammensetzen. Er ist der eigentliche Puffer der Bandscheibe, der den Druck gleichmäßig über den Faserring verteilt, wenn die Wirbelsäule belastet wird. Durch den hohen Wassergehalt ist die Bandscheibe in der Lage, sich bei der Druckbelastung zu verformen, um anschließend wieder in die Ausgangsform zurückzukehren, was entscheidend für die Flexibilität der Wirbelsäule ist.

Die Versorgung der Bandscheibe

Die Bandscheibe hat keine eigene Blutversorgung. Daher werden Prozesse wie die Versorgung mit Nährstoffen sowie der Abtransport von Stoffwechselabbauprodukten nicht durch Blutgefäße geregelt, sondern mittels Diffusion durch semipermeable, also halbdurchlässige, Membranen aus den umgebenden Blutgefäßen und Geweben. Dies geschieht durch einen Druckwechsel während der Bewegung. In Ruhephasen nehmen die Bandscheiben Flüssigkeit und Nährstoffe auf, während sie unter Belastung Flüssigkeit abgeben. Mit anderen Worten: Wer sich nicht oder nicht ausreichend bewegt, sorgt für einen schlechten Nährstoffhaushalt seiner Bandscheiben. Denn ohne oder bei zu wenig Bewegung kann eine ausreichende Versorgung nicht stattfinden.

Die Bandscheibe bei Druckbelastung

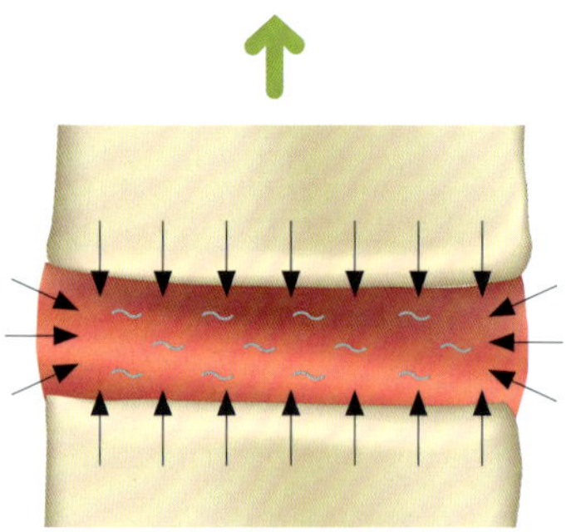

Die Bandscheibe nimmt bei Entlastung Gewebeflüssigkeit auf

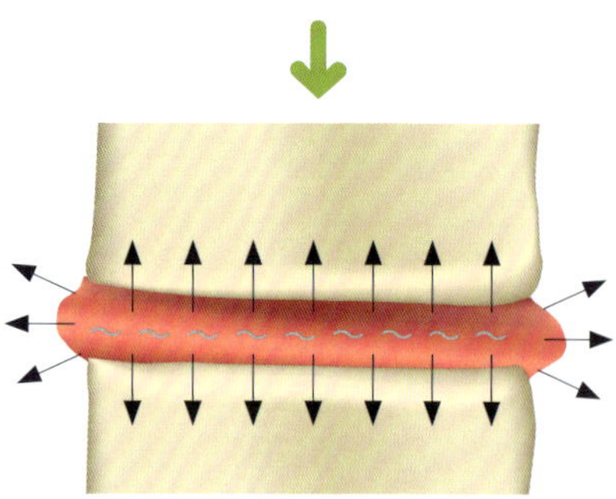

Die Bandscheibe gibt bei Belastung die Flüssigkeit wieder ab

Dieser Fakt erklärt auch, warum du im Laufe des Tages an Körpergröße verlierst und nachts im Schlaf wieder etwas größer wirst. Nämlich dann, wenn die Bandscheiben wieder Flüssigkeit aufnehmen. An dieser Stelle sei schon einmal verraten, dass bei Rückenschmerzen die Bandscheibenalterung ein wichtiges Thema sein kann.

Muskeln und Bänder

Nur allein durch die Wirbelkörper und Bandscheiben wäre unsere Wirbelsäule nicht stabil und würde bereits bei kleinster Belastung wie ein Turm aus Bauklötzen zusammenfallen. Es bedarf also vieler kleiner und großer Querverstrebungen, die der Wirbelsäule ihre Stabilität verleihen. Diese Aufgabe übernimmt eine Vielzahl von Bändern und Muskeln.

Die Bänder

Die Bänder der Wirbelsäule stützen die Gelenke und sorgen für Stabilität während der Bewegungen. Es gibt drei große Gruppen von Bändern:

- Das vordere und das hintere Längsband (Ligamentum longitudinale anterius und posterius) verlaufen entlang der Vorder- und Rückseite der Wirbelkörper und stabilisieren die Wirbelsäule.
- Die gelben Bänder (Ligamenta flava) verbinden die Wirbelbögen miteinander.
- Die zwischen und über den Wirbeln gespannten Bänder (Ligamenta interspinale und supraspinale) verbinden die Dornfortsätze der Wirbel miteinander.

Oberflächliche und tiefe Muskeln

Die entscheidende Stabilität wird allerdings durch unsere Muskulatur gewährleistet: durch das perfekte Zusammenspiel von oberflächlicher und tiefer Rückenmuskulatur. Sie kann bis ins hohe Alter trainiert werden – und tatsächlich sollten wir das auch tun, damit wir eine gute Körperhaltung und unsere Beweglichkeit erhalten.
Als oberflächliche Muskeln findet man im Nackenbereich den Trapezmuskel (Musculus trapezius), der von der Schädelbasis bis zu den Schultern und dem oberen Rücken zieht. Er unterstützt die Bewegungen der Schulterblätter. Der breite Rückenmuskel (Musculus latissimus dorsi) erstreckt sich als größter Muskel seitlich entlang des Rückens und ist für Bewegungen des Oberarms zuständig.
Unterhalb dieser Muskeln befindet sich die tiefe Rückenmuskulatur. Beim tiefen Rückenstreckermuskel (Musculus erector spinae) handelt es sich um eine Muskelgruppe, die entlang der Wirbelsäule verläuft und für die Aufrichtung des Rückens verantwortlich ist. Der Rautenmuskel (Musculus rhomboideus) verbindet die Wirbelsäule mit

den Schulterblättern und stabilisiert dadurch ebenfalls den Schultergürtel. Unterstützt wird er hierbei vom Schulterblatthebermuskel (Musculus levator scapula).
Das ist aber noch lange nicht alles! Es gibt nämlich noch weitere Muskelgruppen, die leider häufig sehr stiefmütterlich behandelt werden, obwohl ihnen eine grundlegende Rolle in puncto Rückenstabilität zukommt. Das sind zum Beispiel die interspinalen Muskeln: Dies sind sehr kleine Muskeln, die zwischen den einzelnen Wirbeln gespannt sind. Entweder ziehen sie von einem Wirbel zum anderen (spinal) oder sie überspringen einen bis mehrere Wirbel (interspinal). Hierbei setzen sie an verschiedenen Stellen des Wirbels an, zum Beispiel am Dorn- oder am Querfortsatz.

Rückenmuskulatur

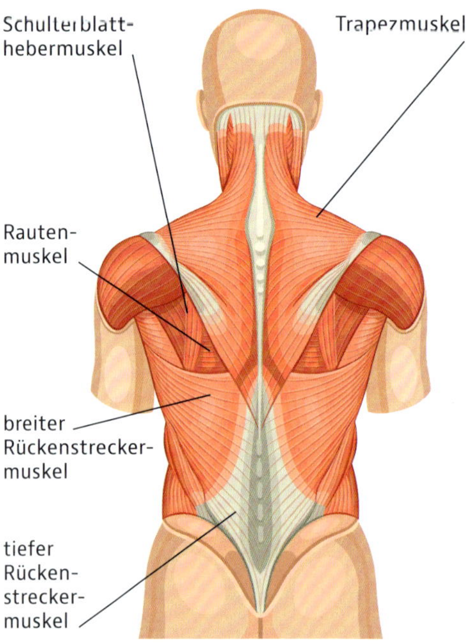

Die Core-Muskulatur

Enorm wichtig für unsere Rücken- und Ganzkörperstabilität ist außerdem die sogenannte Körperkern-Muskulatur, auch als Core-Muskulatur bezeichnet. Sie umfasst eine Gruppe von Muskeln, die neben der Stabilität für eine gute Beweglichkeit des Rumpfes sorgen und eine zentrale Rolle bei der Kraftübertragung zwischen Ober- und Unterkörper spielt. Ihre wichtigsten Muskelgruppen sind neben dem bereits genannten tiefen Rückenstreckermuskel die gerade und die quere Bauchmuskulatur. Die gerade Bauchmuskulatur (Musculus rectus abdominis) verläuft vertikal entlang der Vorderseite des Bauchs und ist verantwortlich für das Beugen des Oberkörpers nach vorn. Die quere Bauchmuskulatur (Musculus transversus abdominis) liegt tief und verläuft horizontal, sie wird auch gerne als „innerer Gürtel" bezeichnet, da sie hilft, den Bauch flach zu halten und dabei den unteren Rücken zu stabilisieren.
Schließlich gibt es noch die äußeren und inneren schrägen Bauchmuskeln (Musculus obliquus externus und Musculus

obliquus internus), die seitlich am Bauch verlaufen und für Drehbewegungen sowie die seitliche Beugung des Rumpfes verantwortlich sind.
Während der Zwerchfellmuskel (Diaphragma) der wichtigste Atemmuskel ist und nebenbei den Körperkern unterstützt, ist unsere Beckenbodenmuskulatur das zentrale Element der Core-Stabilität. Der Beckenboden ist die Basis, in der unsere Wirbelsäule verankert ist, er stabilisiert unsere inneren Organe und kann aktiv trainiert werden, was in der Behandlung und Prävention von Rückenschmerzen eine wichtige Rolle spielt (siehe Seite 52).

Core-Muskulatur

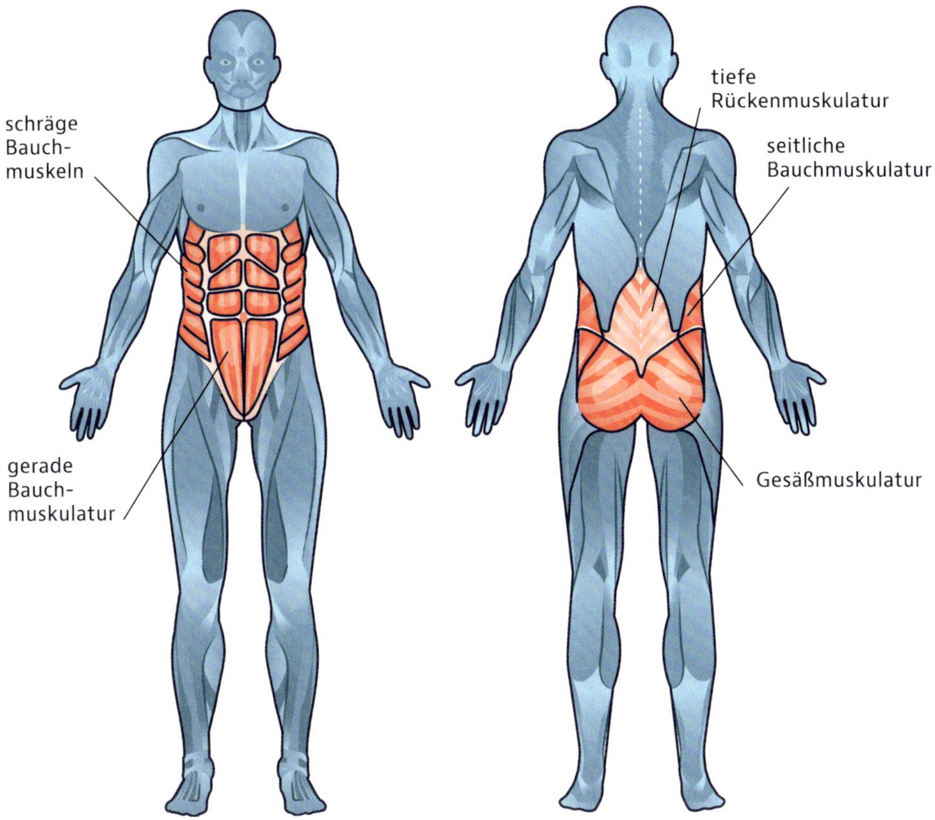

Komplementiert wird der Core durch die innen liegende Hüftbeugemuskulatur (Musculus iliopsoas), welche die Wirbelsäule mit dem Oberschenkel verbindet und an der Beugung im Hüftgelenk beteiligt ist, und durch die Gesäßmuskulatur, die sich in den großen, mittleren und kleinen Gesäßmuskel (Musculus gluteus maximus, medius und minimus) unterteilt. Auch diese Muskeln wirken unter anderem über eine Aufrichtung des Beckens an der Stabilität des Beckens und somit dem Fundament der Wirbelsäule mit.
Die Core-Muskulatur arbeitet als Gesamteinheit, um eine stabile Grundlage für nahezu alle Bewegungen zu schaffen, sei es beim Sport, im Alltag oder bei der Arbeit.

Die ischiocrurale Muskulatur

Abschließend muss die ischiocrurale Muskulatur aufgeführt werden. Diese auch als „Hamstrings" bezeichnete Muskelgruppe an der Rückseite des Oberschenkels spielt eine wichtige Rolle bei der Streckung des Hüftgelenks und der Beugung des Kniegelenks. Sie setzt am Sitzbein (Os ischii) an und erstreckt sich bis zu den Unterschenkeln. Diese Muskulatur besteht aus drei Hauptmuskeln: dem zweiköpfigen Oberschenkelmuskel (Musculus biceps femoris), dem halbmembranösen Muskel (Musculus semimembranosus) und dem Halbsehnenmuskel (Musculus semitendinosus). Durch ihren Ursprung am Sitzbein sind sie an der Regulation der Beckenstellung und damit an der Statik der Wirbelsäule beteiligt.

Muskuläre Dysbalance

Noch ein paar Worte zum Zusammenspiel der Muskeln. Jeder Muskel hat einen direkten Gegenspieler: Während ein Muskel kontrahiert (Agonist), dehnt sich der Gegenspieler (Antagonist). Zum Beispiel wirken Rücken- und Bauchmuskulatur als Agonist und Antagonist. Solange dieses Zusammenspiel funktioniert und beide Muskeln gleich beansprucht werden, bleiben sie gleich stark und flexibel und befinden sich in einem ausgewogenen Verhältnis zueinander.
Besteht jedoch ein Ungleichgewicht – eine muskuläre Dysbalance –, kommt es früher oder später zu Beschwerden. Zum Beispiel verkürzen beim ständigen Sitzen mit nach vorn vorgeneigtem Kopf die Muskeln im Brustbereich sowie im vorderen Schulterbereich, während die Nacken- und hinteren Schultermuskeln permanent überdehnt sind. Ist ein Muskel verkürzt, muss er gedehnt werden. Hingegen muss ein permanent überdehnter Muskel gekräftigt werden.

Nerven und Kleingelenke

Viele Muskeln beziehungsweise Muskelgruppen sind von einer bindegewebsartigen Struktur überzogen – der Faszie.

Als größte Faszie finden wir im Rückenbereich die sogenannte thorakolumbale Faszie. Und auch wenn im Zusammenhang mit der Rückengesundheit die Faszien immer wieder ein populäres Thema sind – viel wichtiger sind die verschiedenen Strukturen unseres Nervensystems im Rücken.

Das Zwischenwirbelloch und die Spinalnerven

Das Rückenmark verläuft durch den Wirbelkanal und ist Teil des zentralen Nervensystems. Vom Rückenmark gehen die Spinalnerven ab. Hierbei handelt es sich um paarweise angelegte Nerven, die zwischen den Wirbeln durch das Zwischenwirbelloch (Neuroforamen) austreten und verschiedene Bereiche des Körpers mit Nervenimpulsen versorgen, die für Bewegungen, Empfindungen und Reflexe verantwortlich sind. Während das Neuroforamen nach vorn durch die Bandscheibe und den Wirbelkörper begrenzt ist, wird es nach hinten durch den oberen Gelenkfortsatz des unteren Wirbels abgeschlossen. Es liegt also in unmittelbarer Nachbarschaft zum sogenannten Facettengelenk.

Das Facettengelenk

Das Facettengelenk ist ein kleines Gelenk, das zwischen den Wirbeln der Wirbelsäule sitzt. Jeder Wirbel hat vier Facettengelenke – zwei oben und zwei unten –, die mit den benachbarten

Facettengelenke

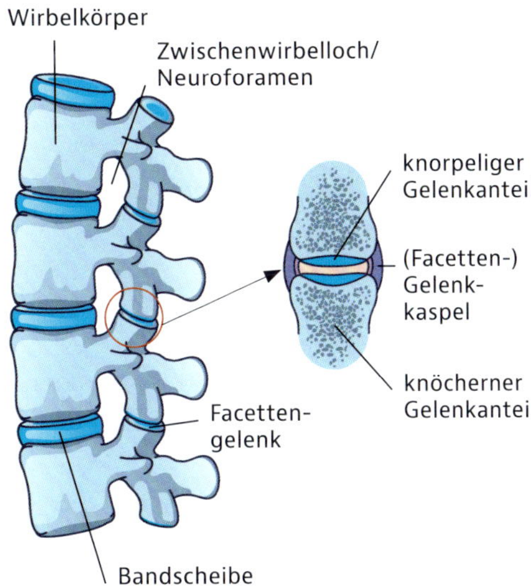

Wirbeln verbunden sind. Sie verbinden die Wirbelknochen miteinander und ermöglichen eine gewisse Beweglichkeit der Wirbelsäule, während sie gleichzeitig für Stabilität sorgen.
Die Facettengelenke befinden sich zwischen den Gelenkfortsätzen (Processus articulares), die an der Rückseite der Wirbelknochen liegen.

Iliosakralgelenk

Außerdem gibt es noch das Kreuzdarmbeingelenk, das Iliosakralgelenk (ISG). Es verbindet das Kreuzbein mit dem Darmbein. Von Natur aus handelt es sich hierbei um ein straffes, wenig bewegliches Gelenk, das durch starke Bänder stabilisiert wird. Es ermöglicht nur geringe Bewegungen, ist aber entscheidend für die Stabilität des Beckens und die Kraftübertragung zwischen Wirbelsäule und Beinen. Leider unterliegt es im Laufe eines Lebens vielen Einflüssen und kann dadurch Rückenschmerzen verursachen.

Körperwissen – eine wichtige Grundlage

Du fragst dich, warum ich die Anatomie des Rückens so detailliert erkläre? Der Grund dafür ist ganz einfach: Wenn du verstehst, wie viele unterschiedliche Strukturen unseren Rücken ausmachen, wirst du auch erkennen, dass es schon aus anatomischer Sicht sehr viele Ansatzpunkte für eine Selbstbehandlung von Rückenschmerzen gibt. Denn wie ich bereits angedeutet habe: Rückenschmerzen haben nicht nur die eine Ursache. Ganz im Gegenteil – meistens treffen viele unterschiedliche Faktoren aufeinander, deren Summe individuelle Beschwerden auslösen kann.
Entsprechend meiner „Manke-Methode" (siehe Seite 66) ist es wichtig, seinen eigenen Körper zu kennen und zu verstehen. Das ist eine tragende Säule in unserem Projekt „Schluss mit Rückenschmerzen".

Iliosakralgelenk

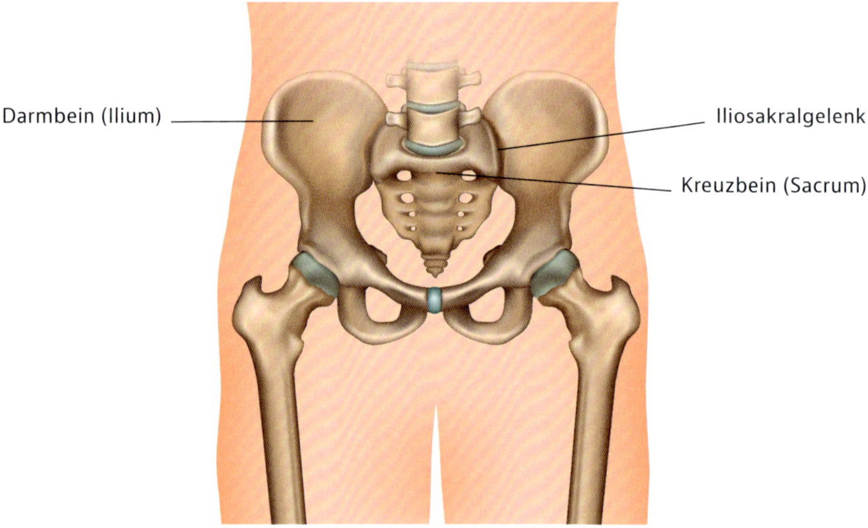

WAS DER GESUNDE RÜCKEN ALLES KANN

Du weißt nun, wie komplex das System Rücken aufgebaut ist. Es trägt uns durchs Leben und sorgt dafür, dass wir mobil sind. Die größte Last trägt hierbei die Lendenwirbelsäule. Daher sind Schmerzen im unteren Rücken besonders häufig – schauen wir uns die Sache also einmal genauer an.

Der gesunde Rücken im Alltag und beim Sport

Wir gehen, sitzen, liegen, laufen, springen und stehen. Wir bücken und wir strecken uns und manchmal rollen wir uns auch ganz klein zusammen. All das können wir dank des faszinierenden Systems Rücken. Die Voraussetzung hierfür ist allerdings, dass der Rücken grundsätzlich gesund ist und bleibt.
Was aber heißt „gesunder Rücken"? Der gesunde Rücken im Alltag ist der, den wir haben, bevor die ersten Zipperlein auftreten, die wir oft nicht wahrhaben wollen oder nicht ernst nehmen, bis es zu spät ist. Er lässt uns mit den Kindern oder Enkeln toben und erlaubt es uns, zum wartenden Bus an der Haltestelle zu sprinten, im Garten zu arbeiten, Sport zu machen oder stundenlang am Schreibtisch zu sitzen.
Natürlich gibt es Bewegungsabläufe, die nicht rückenfreundlich sind. Zum Beispiel das Stauchen beim Springen oder das Überstrecken der Hals- und Lendenwirbelsäule in Kombination mit Drehbewegungen beim Tennis oder das Bewegen schwerer Gegenstände aus einer ungünstigen Körperhaltung heraus, wenn man etwa Getränkekisten aus dem Kofferraum eines Autos hebt. Doch mit einem gesunden Rücken können wir all dies bewältigen.

Was Training bewirken kann

Allerdings sind die körperliche Leistungsfähigkeit und Belastbarkeit bei jedem Menschen unterschiedlich ausgeprägt. Doch wir alle können aktiv etwas dafür tun, unseren Körper so zu stärken, dass ihm „rückenfeindliche" Bewegungen weniger anhaben können beziehungsweise dass unser Rücken den Ausgleich und die Kräftigung erhält, um zum Beispiel langes Sitzen am Schreibtisch verarbeiten zu können.
Das beste Beispiel hierzu sind professionelle Trampolinspringerinnen und

-springer. Denn wie gesagt, grundsätzlich sind Stauchungsbelastungen für den Rücken problematische Bewegungen. Die Lendenwirbelsäule von Trampolin-Leistungssportlern allerdings hält, aufgrund des gezielten Muskeltrainings, das bis zu 13-Fache des eigenen Körpergewichtes aus, ohne dass es zu nachweisbaren Schäden kommt.

Den Rücken gezielt zu trainieren und sich regelmäßig zu bewegen sorgt also dafür, dass unser Rücken stärker wird und somit fit bleibt. Logisch, denn je kräftiger die Muskulatur ist, desto besser kann sie die Gelenke stabilisieren und die Wirbelsäule entlasten. Und je weniger Belastung unsere Wirbel, Bandscheiben und Gelenke kompensieren müssen, weil die Muskulatur sie abfängt, desto weniger Verschleißerscheinungen treten auf. Der Rücken bleibt gesund.

Wenn wir also darüber reden, was unser Rücken im Alltag und beim Sport leistet, müssen wir immer das gesamte System Rücken betrachten. Es geht nicht nur um die Wirbelsäule, vielmehr kann unser Rücken nur dann funktionieren, wenn wir für eine starke Muskulatur sorgen, sie also gezielt kräftigen.

Den Rücken schonend trainieren

Nordic Walking: Die gelenkschonende Alternative zum Joggen gilt als ideale Ausdauersportart für Menschen mit Rückenproblemen.

Schwimmen: Der Auftrieb des Wassers macht den Körper schwerelos, die Wirbelsäule und die Muskeln sind weniger belastet.

Krafttraining: Gezieltes Krafttraining stärkt die Tiefenmuskulatur und hilft dabei, sie aufzubauen.

Yoga: Die Beweglichkeit der Wirbelsäule wird trainiert und es werden alle wichtigen Muskelgruppen gestärkt.

Die Beweglichkeit der Lendenwirbelsäule

Die Lendenwirbelsäule ist der Teil unserer Wirbelsäule, der von Natur aus am wenigsten beweglich ist, denn sie wird von knöchernen und sehnigen Bandstrukturen begrenzt. Und das ist auch gut so! Denn dadurch bekommt sie die Stabilität, die sie benötigt. Aufgrund des aufrechten Ganges des Menschen trägt sie nämlich nicht nur den Großteil unseres Körpergewichts, sondern muss außerdem die zusätzlichen Belastungen bewältigen, die im Alltag durch das Heben von Gegenständen oder das Bücken entstehen. Dies erklärt auch, warum die größte Beweglichkeit der Lendenwirbelsäule mit etwa 50 Grad in der Neigung nach vorn und bis zu 30 Grad in der Neigung nach hinten liegt, während eine Rotation nur um etwa 10 Grad und eine seitliche Neigung nur bis etwa 20 Grad möglich ist. Zum Vergleich: Die Halswirbelsäule lässt eine Rotation von bis zu 80 oder sogar 90 Grad zu.

Nun könnte man denken, wenn die Lendenwirbelsäule grundsätzlich gar nicht so beweglich ist wie andere Teile unseres Rückens, dann braucht sie wahrscheinlich gar nicht so viel Bewegung. Das ist falsch! Auch die Lendenwirbelsäule muss das gesamte Leben beweglich und flexibel gehalten werden, damit sie ihre Aufgaben erfüllen und ihre Funktion erhalten kann.

Was bewegt werden kann, will bewegt werden

Als Faustregel kann man sich also merken: Alle beweglichen Elemente des Rückens, wie zum Beispiel Wirbel und Gelenke, aber auch Muskeln und Bänder, wollen und sollen auch regelmäßig in Bewegung sein.

Die Belastbarkeit der Lendenwirbelsäule

Die Lendenwirbelsäule macht den meisten Menschen im Laufe ihres Lebens irgendwann einmal zu schaffen und sie haben Schmerzen im unteren Rücken. Diese typischen Kreuzschmerzen treten häufig auf, wenn man im Alltag lange sitzt, steht oder liegt oder zu viel Körpergewicht mit sich herumträgt. Aber auch verschiedene Erkrankungen und andere Fehl- und Überbelastungen können der Grund dafür sein, dass du es im Kreuz hast. Was die Frage aufwirft: Wie belastbar ist dieser so wichtige Teil unseres Rückens überhaupt?

Problematisch ist, dass sich die Lendenwirbelsäule direkt oberhalb der unbeweglicheren Wirbel von Kreuz- und Steißbein befindet. Sie fungiert also als Verbindung zwischen den flexiblen Wirbelkörpern der Brustwirbelsäule und den festen Wirbeln, was wiederum zu einer erhöhten Störungsanfälligkeit führt. Umso wichtiger ist es, sie zu bewegen. Denn allzu häufig zwingen wir im Alltag die Lendenwirbelsäule in starre Positionen, wie zum Beispiel beim stundenlangen Sitzen am Schreibtisch. Aufgrund der mangelnden Bewegung werden die Bandscheiben nicht ordentlich mit Nährstoffen versorgt und die Muskulatur verspannt. Auf der anderen Seite wird die Lendenwirbelsäule zusätzlich belastet, wenn wir uns zu häufig bücken oder überdurchschnittlich viel und schwer heben müssen – ohne dass unsere Muskulatur im unteren Rücken aktiv hierfür trainiert wird, und zwar regelmäßig.

Du siehst, auch wenn man meinen könnte, dass die Lendenwirbelsäule eine Fehlkonstruktion der Natur ist, wird schnell klar, dass in der Regel unsere Lebenswelten der Feind der Lendenwirbel und der umliegenden Muskulatur sind. Mit der im Vergleich zur Hals- und Brustwirbelsäule eher eingeschränkten Flexibilität ist die Lendenwirbelsäule nämlich im Grunde perfekt für ihren Job des Lastenträgers, der uns aufrecht durchs Leben bringt.

DIE HALTUNG IST ENTSCHEIDEND

„Steh gerade!" ist wohl einer der Sätze, mit denen wir alle aufgewachsen sind. Und auch wenn eine aufrechte Körperhaltung tatsächlich eine der Grundvoraussetzungen ist, wenn es um die Rückengesundheit geht, ist die äußere Haltung nicht alles. Denn nur, wenn auch die innere Haltung stimmt, klappt's mit dem gesunden Rücken.

Die körperliche Haltung

Hast du dir schon mal Gedanken darüber gemacht, in welcher Körperhaltung du dich gerade befindest? Erfahrungsgemäß machen wir das alle viel zu selten. Warum auch? Unser Körper funktioniert doch gut. Und schließlich müssen wir uns um so vieles, was unser Körper „von alleine" erledigt, wie um die Atmung, die Verdauung, das Hören und Sehen, keine Gedanken machen. Erst wenn wir merken, dass etwas nicht stimmt, achten wir drauf – und ignorieren es für gewöhnlich erst einmal. Aber wenn wir unsere Körperhaltung regelmäßig im Blick hätten, würden wir erkennen, dass sie einen immensen Einfluss auf unsere Rückengesundheit hat.

Statisch und dynamisch

Grundsätzlich lässt sich zwischen der statischen und der dynamischen Körperhaltung unterscheiden. Statisch können wir stehen, sitzen oder liegen. Hierbei verharren wir in einer bestimmten Position. Dynamik kommt immer dann ins Spiel, wenn wir uns bewegen: wenn wir gehen, laufen, hüpfen, uns bücken oder etwas anheben. In diesen Momenten sind unser Körper und die verschiedenen Systeme in ihm gefordert. Daher sind wir häufig versucht zu sagen: „Gönnen wir ihm doch Ruhe und vermeiden jede Anstrengung, es wird besser für ihn sein!" Aber genau diese Einstellung ist falsch. Wir haben uns als Menschen nur zu dem entwickelt, was wir sind, indem wir uns bewegt haben. Daher hat uns die Evolution auch unter anderem den Schreit- und Greifreflex in die Wiege gelegt. Unser ganzes System ist auf Bewegung programmiert.

Perfekt austariert: Propriozeption

Eine gute Körperhaltung bedeutet deshalb, dass der Körper so ausgerichtet ist, dass die Belastung der Gelenke und Muskeln minimal ist, während die Effizienz und Stabilität des Körpers maximiert wird. Und hierfür brauchen wir nicht nur Muskeln, Knochen und Gelenke, sondern die unterschiedlichen Systeme unseres Körpers müssen perfekt zusammenspielen: Unser Zentralnervensystem mit Gehirn und Rückenmark steuert die Muskeln und hält den Körper durch kontinuierliche sensorische Rückmeldungen aus der Umgebung im Gleichgewicht. Hierfür greift es auf das propriozeptive System zurück.

SO BLEIBT DER KÖRPER IM GLEICHGEWICHT

Diese Systeme tarieren den Körper ununterbrochen aus:

- Das propriozeptive System (Tiefensensibilität) für die Wahrnehmung der Körperposition im Raum
- Reflexmechanismen für eine automatische Korrektur der Haltung
- Der Gleichgewichtssinn für die Wahrnehmung von Bewegungen und für die Orientierung im Raum

Das propriozeptive System, auch Tiefensensibilität genannt, ist ein sensorisches System, das dem menschlichen Körper ermöglicht, seine eigene Position und Bewegung im Raum wahrzunehmen, ohne auf äußere Reize wie das Sehen angewiesen zu sein. Es spielt eine zentrale Rolle für das Gleichgewicht, die Bewegungskoordination und die Körperwahrnehmung und funktioniert durch die Zusammenarbeit von Rezeptoren in Muskeln, Gelenken und Sehnen, die kontinuierlich Informationen an das zentrale Nervensystem senden.
Diese Rezeptoren, auch Propriozeptoren genannt, befinden sich in den Muskelfasern, Sehnenspindeln und Gelenken und messen, wie stark ein Muskel gedehnt ist, in welche Richtung ein Gelenk bewegt wird und welche Spannung auf den Sehnen lastet. Das Gehirn verarbeitet diese Informationen und sorgt dafür, dass wir automatisch und präzise Bewegungen ausführen können, ohne uns ständig bewusst auf jede Bewegung konzentrieren zu müssen. Ein Beispiel für die Propriozeption ist das Gehen: Auch ohne auf die Füße zu schauen, wissen wir genau, wo sie sich im Raum befinden. Insgesamt ist das propriozeptive System ein entscheidender Bestandteil der Motorik und des alltäglichen Bewegungsablaufs, da es uns ermöglicht, unseren Körper sicher und effizient zu steuern und an verschiedene Umgebungsbedingungen anzupassen.

Zusätzlich dienen Reflexmechanismen für eine automatische Korrektur der Haltung, wenn der Körper aus dem Gleichgewicht gerät. Zum Beispiel ist der Streckreflex eine unwillkürliche Muskelreaktion auf Dehnung. Wird ein Muskel schnell gedehnt, senden Muskelspindeln Signale an das Rückenmark, das sofort ein Zusammenziehen (Kontraktion) des gedehnten Muskels auslöst. Auch unser Atmungssystem garantiert durch eine richtige Atemtechnik mit einer guten Zwerchfellfunktion eine Unterstützung der Haltung, indem es den Oberkörper stabilisiert. Die ganzen Strukturen können nur dann gut arbeiten, wenn das Herz-Kreislauf-System die Muskulatur und alle anderen Gewebe ausreichend mit Sauerstoff und Nährstoffen versorgt, um so deren Funktion und Ausdauer zu gewährleisten.
Für eine Körperhaltung im Gleichgewicht brauchen wir außerdem einen guten Gleichgewichtssinn, der stark vom vestibulären System im Innenohr abhängt. Wenn das vestibuläre System nicht perfekt funktioniert, kann es zu Schwierigkeiten kommen, die eigene Position im Raum zu halten oder Bewegungen gut zu koordinieren.

Wenn das System gestört ist

Unsere Körperhaltung ist also das Ergebnis eines komplexen Zusammenwirkens verschiedener Körpersysteme, die zusammenarbeiten, um den Körper aufrecht, stabil und ausgeglichen zu halten. Jede Störung in einem der Systeme kann zu Haltungsproblemen führen, die wiederum als Auslöser für Rückenschmerzen wirken können. Unser ausgewachsener Körper besitzt von Natur aus die Fähigkeit, jederzeit im dynamischen Gleichgewicht zu stehen. Mit anderen Worten: Er arbeitet jederzeit daran, dass wir in keiner Position einfach umfallen und uns verletzen. Damit dieses System fehlerfrei funktioniert, müssen die beteiligten Muskeln ausreichend bewegt werden. Mit Bewegung ist in diesem Zusammenhang Kräftigen und Dehnen gemeint. Leider geschieht dies in unserem Alltag meist nicht mehr ausreichend.

Die mentale Haltung

Neben der körperlichen Haltung und Bewegung ist in der modernen Welt ein weiterer Faktor hinzugekommen, der unsere Rückengesundheit maßgeblich beeinflusst: unsere mentale Haltung beziehungsweise unsere mentale und psychische Gesundheit.
Wie wir mittlerweile wissen, können chronische Rückenschmerzen seelische Erkrankungen wie zum Beispiel Depressionen oder Angststörungen mit sich bringen. Aber auch andersherum wird ein Schuh daraus: Psychische Belastungen wie chronischer Stress, Ängste oder Überforderung können körperliche Schmerzen auslösen. Werden zum

Beispiel Stresshormone wie Cortisol im erhöhten Maße ausgeschüttet, kommt es zu Entzündungsprozessen im Körper, die Muskulatur verspannt sich und Schmerzen können ausgelöst oder bestehende Beschwerden verstärkt werden. Aber auch traumatische Erlebnisse, Konflikte, Sorgen oder Spannungen im sozialen Umfeld können sich in Rückenschmerzen manifestieren, denn hier reagiert der Körper ebenfalls häufig mit chronischen Muskelverspannungen. Dies führt wiederum dazu, dass die Muskeln schmerzen und nicht mehr richtig arbeiten können, wodurch die Wirbelsäule nicht mehr genügend unterstützt und in der Folge überlastet wird.
Wenn wir uns also mit dem Thema Rückengesundheit auseinandersetzen, dann muss dies immer sowohl die körperliche als auch die psychische Haltung einbeziehen. Denn vor allem Stress ist ein wesentlicher Negativfaktor, wenn es um unseren Rücken geht.

Stress – ein uraltes Reaktionsmuster

Lass uns an dieser Stelle einen kurzen Ausflug in die Steinzeit machen, um zu verstehen, was Stress genau ist und warum er uns sowohl zu Höchstleistungen antreiben als auch krank machen kann. In den Anfängen der Menschheit war Stress überlebenswichtig. Denn wenn Gefahr für Leib und Leben drohte, zum Beispiel der Säbelzahntiger plötzlich hinterm Busch auftauchte, dann gab es genau zwei Möglichkeiten: flüchten oder kämpfen. Um beides optimal leisten zu können, schüttet der Körper in herausfordernden Situationen Stresshormone aus, die dafür sorgen, dass sich die Bronchien für eine intensivere Atmung erweitern und dass Blutdruck, Herzfrequenz und Blutzuckerspiegel ansteigen. Dein Körper sorgt also dafür, dass mehr Sauerstoff schneller durch den Körper gepumpt wird, damit deine Muskeln intensiver versorgt werden. Alle anderen Körperfunktionen, wie zum Beispiel der Sexualtrieb, die Verdauung, das Hungergefühl oder das Schlafbedürfnis, werden hingegen heruntergefahren – dein Körper ist also in absoluter Alarmbereitschaft und in diesem Moment extrem leistungsfähig. Schließlich geht es jetzt ums blanke Überleben.
Hast du es dann geschafft, dem Säbelzahntiger zu entkommen oder ihn zu erlegen, fallen die Stresshormone wieder ab und es folgt eine Phase der Entspannung. Der Herzschlag normalisiert sich, die Atmung wird ruhiger und die anderen Körperfunktionen werden wieder aufgenommen. So zumindest war es von der Natur gedacht, als sie diese faszinierenden Funktionen eingerichtet hat. Stehen wir allerdings unter chronischem, also dauerhaftem Stress, tritt der besagte Stressabfall nicht ein. Der Stresshormonspiegel bleibt auf

einem hohen Level und unser Körper und unser Geist kommen nicht mehr zur Ruhe. Und genau das macht uns krank – sowohl psychisch als auch physisch.

Vier negative Einflussfaktoren

Damit sind wir beim wohl wichtigsten Punkt angelangt, wenn wir über unsere körperliche und mentale Haltung sprechen: bei den Faktoren, die unseren Lebensstil maßgeblich negativ beeinflussen.

Bewegungsmangel im Alltag

Je inaktiver unser Lebensstil, desto schwächer wird unsere Muskulatur, desto unflexibler wird unser Körper. Aber auch auf unsere Psyche hat Bewegungsmangel einen negativen Einfluss. Wie du bereits weißt, ist unser gesamtes System darauf ausgelegt, in Bewegung zu sein. Ist dies nicht oder nicht ausreichend der Fall, leidet auch unsere Seele. Fehlt der aktive Ausgleich zu unserem fordernden Alltag, den wir zum großen Teil sitzend verbringen, kann dies psychische Erkrankungen wie Depressionen oder Angststörungen sowie Schlafstörungen begünstigen. Denn aktive Bewegung ist tatsächlich eines der Erfolgsrezepte, um Stresshormone abzubauen. Außerdem hat Bewegung in jeder Form einen stimmungsaufhellenden Effekt. Das Gehirn wird besser durchblutet, neue Nervenzellen werden gebildet und Endorphine, also Glückshormone, sowie weitere Botenstoffe wie Serotonin und Noradrenalin werden ausgeschüttet. Diese Hormone sind im Gehirn unter anderem an der Steuerung des Schlaf-Wach-Rhythmus, des Blutdrucks, der Steuerung von Emotionen sowie der Darmfunktion beteiligt.

Eine schlechte Schlafqualität

Schlechter oder unzureichender Schlaf kann nicht nur zu Muskelverspannungen und erhöhter Schmerzempfindlichkeit führen, sondern macht uns reizbar, stressanfälliger und unkonzentriert. Denn im Schlaf finden notwendige Reinigungsprozesse im Gehirn statt, die im Wachzustand nicht möglich sind. Es werden Wachstumshormone ausgeschüttet, die für die Regeneration und das Wachstum von Knochen, Muskeln und Organen wichtig sind, und unser Immunsystem legt ebenfalls gerne eine Nachtschicht ein. Schlafen wir nicht ausreichend oder schlafen wir schlecht, laufen diese wichtigen Prozesse und Regulationen nicht reibungslos ab und unser Körper regeneriert sich nicht ausreichend. Und auch unsere Psyche kann sich nicht erholen. Menschen, die dauerhaft unter Schlafmangel leiden, empfinden weniger positive Emotionen wie Freude, Glück oder Zufriedenheit. Dafür nehmen Angstsymptome zu und die Gefahr, an Depressionen zu erkranken, steigt ebenfalls.

Die Arbeitsumgebung

Wie sieht dein Arbeitsplatz aus, wenn du ihn im Hinblick auf die Rückengesundheit betrachtest? Gibt es einen höhenverstellbaren Schreibtisch? Ist dein Bürostuhl rückentauglich und auf dich angepasst? Vielleicht ja, vielleicht nein. Doch vergiss über der Auswahl der richtigen Büromöbel nicht, dass deine Arbeit auch deine Psyche beeinflusst. Die meisten Menschen verbringen zwischen 20 und 40 Stunden in der Woche an ihrem Arbeitsplatz und selbst wenn der Job den Körper nicht besonders belastet, kann er die Psyche negativ beeinflussen. Vielleicht hast du tatsächlich den falschen Stuhl im Büro, aber behalte bitte auch im Hinterkopf, dass auch die Kollegen, das Arbeitsumfeld und die Anforderungen, die der Job an dich stellt, eine größere Rolle spielen könnten, als vielleicht gedacht.

Unsere Ernährung

Der Inhalt unseres Kühlschranks und der Brotdose spielt ebenfalls eine große Rolle, wenn es um die Rückengesundheit geht. Und zwar nicht nur in Sachen Übergewicht. Was wir essen und wie wir essen, ist eng mit unserem mentalen Wohlverbinden verknüpft.
Zu den natürlichen physiologischen Reaktionen auf Stress gehört, wie bereits erwähnt, eigentlich eine Drosselung aller Prozesse, die mit der Verdauung und der Nahrungsaufnahme in Zusammenhang stehen. Oder anders gesagt: Wenn du vor dem Säbelzahntiger flüchten musst, dann hast du keinen Hunger! Aufgrund von Lernprozessen reagieren wir in unserer modernen Welt allerdings häufig genau umgekehrt. Wir verspüren in Stresssituationen mehr Appetit und essen damit auch mehr, was auf Dauer Übergewicht und negative Emotionen provoziert.

Wichtig: mehrere Faktoren im Blick haben

Auf alle vier Umweltfaktoren und wie sie unseren Alltag und damit die Rückengesundheit beeinflussen, werden wir im Laufe dieses Buches nach und nach noch genauer eingehen. An dieser Stelle ist es erst einmal wichtig, sich bewusst zu machen, dass wir in Bezug auf unseren Rücken immer mehrdimensional denken müssen und dass wir häufig nicht nur einen bestimmten Faktor, wie zum Beispiel den falschen Bürostuhl, für unsere Rückenprobleme verantwortlich machen können.

Intrinsische Motivation

Unsere innere Haltung beziehungsweise unsere mentale Gesundheit benötigt ebenso viel Zuwendung und Überprüfung wie die körperliche Haltung. Und leider vergessen beziehungsweise verdrängen wir genau dies in unserem Alltag nur allzu gern. Denn ungesunde Leitsätze wie „Was dich nicht umbringt,

DER ORTHOPÄDE, DER RÜCKEN HAT

Man mag es kaum glauben, aber auch Orthopäden können Rückenschmerzen bekommen. Tatsächlich hat es auch mich erwischt – in meiner eigenen Sprechstunde.

Bei einer Bagatellbewegung schoss mir der Schmerz in den Rücken und ich konnte mich plötzlich nicht mehr bewegen. Überhaupt nicht mehr. Erst nachdem ich ein starkes Schmerzmittel bekommen hatte, konnte ich in einen Rollstuhl bugsiert und zum MRT gefahren werden. Die Bilder zeigten, was ich erwartet hatte aufgrund der höllischen Rückenschmerzen, die bis in die linke kleine Zehe ausstrahlten: ein Bandscheibenvorfall im Segment L5/S1. Also im Bereich des untersten Lendenwirbels, wodurch die Nervenwurzel S1 unter Druck gesetzt wurde.

Mir war klar, dass ich schnell dem Kreislauf aus Fehlhaltung, muskulärer Anspannung und Schmerz entkommen musste. So nahm ich starke Schmerzmittel und versorgte mich mit einer Rückenorthese. Nach einer Woche ging ich wieder zur Arbeit, unter stärksten Schmerzen und zeitweise mithilfe von Krücken. Der Besuch bei einem Kollegen kam für mich nicht infrage, schließlich geht's um die Ehre und außerdem hatte ich große Angst vor einer Spritze. So mühte ich mich mit Schmerzmitteln und Krankengymnastik durch den Alltag.

Erst mit der Zeit erkannte ich, dass Stress ein schwerwiegender Faktor bei meinen Rückenschmerzen war. Auch wurde mir klar, dass ich selbst etwas tun musste. Ein erfahrener Physiotherapeut empfahl mir, den Beckenboden zu trainieren. Also machte ich täglich Beckenbodentraining und versuchte außerdem meinen Alltag so zu organisieren, dass das Stresslevel sank. Auf diese Weise konnte ich die Schmerzen sowie die Schmerzmittel reduzieren.

Dennoch klang er nicht vollständig ab und um eine Chronifizierung zu vermeiden, stellte ich mich bei einer Kollegin vor, die mir letztlich zehn Spezialspritzen an den gereizten Nerven setzen musste. Zu meinem Glück verschwanden die Schmerzen mit der Zeit fast vollständig.

Meine Erfahrung ließ mich in der Behandlung meiner eigenen Patienten umdenken: Bei Rückenschmerzen muss jeder selbst an sich arbeiten und Körper und Geist in Einklang bringen.

macht dich stärker!" oder „Schlafen kannst du, wenn du tot bist!" prägen unsere Gesellschaft ebenso wie die Tatsache, dass psychische Erkrankungen, Belastungen und Störungen im sozialen Umfeld immer noch nicht als Erkrankungen beziehungsweise als ernsthaft gesundheitsbelastend bewertet werden. Dazu kommt, dass die mentale Haltung nicht nur unsere psychische Gesundheit beschreibt, sondern auch die innere Einstellung beziehungsweise den Willen, etwas zu verändern. Die Motivation, die Veränderungen zugunsten deiner Rückengesundheit umzusetzen, muss nämlich intrinsisch sein, also aus dir selbst heraus kommen. Werden wir nur extrinsisch, also durch andere Personen oder Druck von außen motiviert, hält diese Motivation in der Regel nicht lange vor. Das kennt sicher jeder von uns: Gute Ratschläge zum Beispiel vom Arzt haben zwar kurzzeitig dazu geführt, dass wir etwas geändert haben. Aber auf lange Sicht ist das Ganze wieder im Sande verlaufen.

Wenn wir also im Laufe dieses Buches über die körperlichen Übungen sprechen, die deinen Rücken stärken, kann dies nur funktionieren, wenn du zuvor deine mentale Haltung überprüfst.

Denn es ist nun einmal leider eine Tatsache, dass sich schlechte Angewohnheiten von alleine einschleichen, während positive Verhaltensweisen aktiv und über einen langen Zeitraum in unseren Alltag eingebaut werden müssen. Oder anders gesagt: So lange, bis sie zur täglichen Routine geworden sind, musst du dich jeden Tag neu motivieren, deine Übungen zu machen.

Was beeinflusst unsere Körperhaltung im Alltag?

Sind zehntausend Schritte im Alltag, wie es die Smartwatch am Handgelenk einfordert, ausreichend, um seinen Körper fit zu halten und Rückenschmerzen zu vermeiden? Darauf habe ich eine klare Antwort: Nein! Zwar helfen wir so unserem Herz-Kreislauf-System sowie der Lunge dabei, nicht ganz abzubauen. Aber während die Beinmuskulatur noch ein wenig trainiert wird, ist der Einfluss auf unsere rückenstabilisierende Muskulatur nicht applauswürdig. Und auch der „Leistungssport", den wir in unserer Kindheit und Jugend betrieben haben, ist kein Garant dafür, die kommenden Jahrzehnte einen trainierten Körper sein Eigen zu nennen.

Leider muss ich dir jetzt ein Geheimnis unseres Körpers verraten: Die guten Sachen, die wir unserem Körper in der Vergangenheit haben zukommen lassen, wie zum Beispiel viel und gute Bewegung, die hat er ganz schnell wieder vergessen. Hingegen merkt er sich alle Gesundheitsstörungen und speichert diese. Somit haben wir eine Art Bewegungskonto, bei dem der Kontostand kontinuierlich abnimmt. – Würde dies bei unserem Girokonto passieren, würden wir schnell handeln. Bei unserem Körper nehmen wir es erst mal hin.

Die sitzende Gesellschaft – ein Blick auf unsere Lebensweise

Wir können viele Gründe dafür anführen, warum wir uns so wenig bewegen. Im Grunde ist „die moderne Gesellschaft" daran schuld. Der Bewegungsmangel im Alltag ist das Ergebnis verschiedener Entwicklungen, die die moderne Gesellschaft prägen und tief in unseren Lebensstil eingreifen. So hat der technologische Fortschritt viele Tätigkeiten, die mit Bewegung einhergehen, überflüssig gemacht und den Alltag immer stärker automatisiert. Dadurch werden körperliche Anstrengungen, die früher Teil des täglichen Lebens waren, zunehmend ersetzt. Während in der Vergangenheit viele Menschen körperlich anstrengende Berufe in der Landwirtschaft, im Baugewerbe oder in der Industrie hatten, hat die fortschreitende Digitalisierung zur Folge, dass heute immer mehr Menschen in Büros arbeiten oder in anderen Berufen, bei denen sie hauptsächlich am Computer sitzen. Diese sitzenden Berufe dominieren die moderne Arbeitswelt und es fehlt häufig an Gelegenheiten, während der Arbeitszeit körperlich aktiv zu sein. Und nach Feierabend sitzen wir wieder: Der nicht endende Boom von Unterhaltungstechnologien mit Fernsehen, Streamingdiensten, Videospielen und sozialen Medien bietet attraktive Möglichkeiten, die Freizeit zu genießen, ohne körperlich aktiv zu sein. Wir verbringen unsere freie Zeit sitzend oder liegend vor Bildschirmen. Und das schon in jüngsten Jahren: Babys starren im Kinderwagen auf das am Wagen befestigte Tablet, während die Eltern mit ihrem Smartphone beschäftigt sind. Ihnen wird ein geringes Maß an körperlicher Aktivität in die Wiege gelegt. Aber auch in puncto Fortbewegung hat sich die Art und Weise stark verändert. Das Gehen, gerade über längere Strecken, wird gerne vermieden. Und auch wenn die Anzahl der Radfahrer in den letzten Jahren zugenommen hat – sportlicher sind wir nicht geworden. Dieser Anstieg ist nämlich der Entwicklung des bequemen E-Bikes geschuldet.

Bequemlichkeit siegt

Natürlich tragen auch der zunehmende Zeitdruck und Stress in der modernen Gesellschaft dazu bei, dass wir uns zu wenig bewegen. Wir haben zahlreiche berufliche und private Verpflichtungen, die uns kaum Zeit für regelmäßige Bewegung lassen. Der moderne Alltag ist durchgetaktet und besonders für Menschen mit langen Arbeitszeiten oder familiären Verpflichtungen scheint es schwierig, regelmäßige sportliche Aktivitäten in den Alltag zu integrieren.

Was wir uns nämlich alle wünschen – und da bin ich keine Ausnahme –, ist Bequemlichkeit und oft auch unmittelbare Befriedigung. Und da ist es einfacher, sich passiv vor den Fernseher zu setzen, als zusätzliche Energie für körperliche Bewegung aufzubringen. Selbst der Weg zum Supermarkt, um Lebensmittel einzukaufen, ist uns zu anstrengend. Wer „pfiffig" ist, bestellt über die entsprechende App auf seinem Smartphone und schon kurze Zeit später kommt der Fahrer und bringt uns unseren Einkauf in die Wohnung. Oder wir stellen uns noch nicht selbst mal in die Küche, sondern nutzen das riesige Angebot der verschiedenen Lieferdienste. Und wenn wir mal ehrlich sind, handelt es sich dabei meistens um minderwertiges Fast Food, das unserem Körper mehr schadet und ihn empfänglicher für Schmerzzustände macht, als ihn in seiner Unversehrtheit zu unterstützen (mehr dazu ab Seite 84).
Es ist okay, ab und an einen Burger oder eine Currywurst zu essen, versteh mich bitte nicht falsch, aber eben nicht täglich. Übermäßige und ungesunde Ernährung in Kombination mit fehlender Bewegung führt zu Einlagerung von Fett. Und auch wenn wir nicht direkt mehrere Kilos zulegen – selbst ein kleiner Wohlstandsbauch nimmt unbewusst Einfluss auf unsere Haltung. Denn unsere Lendenwirbelsäule muss die bestehende Lordose (siehe Seite 11 ff.) verstärken, um das Gewicht auszugleichen – wir fallen ins Hohlkreuz.
Wir haben uns nun angeschaut, warum wir uns im Alltag so wenig bewegen. Aber auch wenn wir uns bewegen, ist das nicht automatisch gut für unseren Körper. Denn das größte Gift für einen gesunde Körper ist und bleibt die Bewegungsroutine.

Unsere tägliche Bewegungsroutine

Womit sind die meisten Jobs in unserer digitalisierten Welt verbunden? Genau. Sie werden im Sitzen erledigt. In den

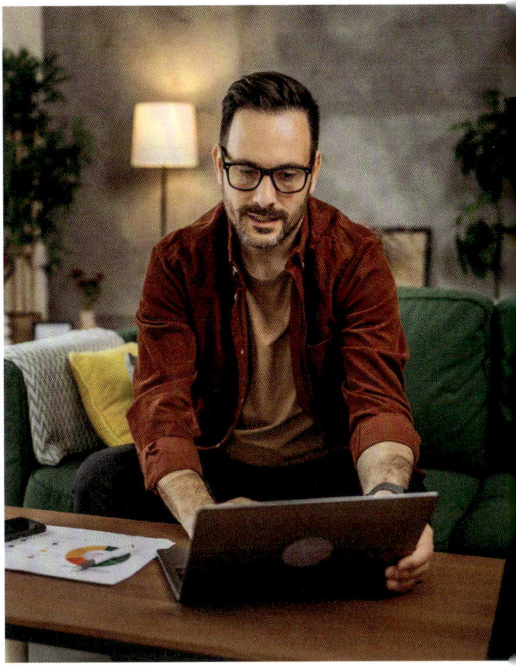

meisten Fällen verharren wir über lange Zeit in statischen, oft unergonomischen Positionen. So leiden Menschen mit einer sitzenden Tätigkeit, wie zum Beispiel im Büro, sehr häufig unter Rückenschmerzen. Aber auch Personen, deren Beruf mit körperlicher Bewegung verbunden ist, wie zum Beispiel beim Arbeiten im Lager, auf dem Bau oder als Gärtner, folgen immer wieder den gleichen Bewegungsabläufen. Was nützt es, wenn ich in acht Arbeitsstunden immer wieder schwere Kisten hochhebe und mein Oberkörper unter Belastung immer nach vorn gebeugt ist, ich meinem Körper jedoch nie eine Belastung in die entgegengesetzte Richtung gönne? Genau das ist Bewegungsroutine. Und sie kann mit der Zeit zu Rückenschmerzen führen.

Bewegungsroutine bei sitzenden Berufen

Im Folgenden werde ich auf die Bewegungsroutine beim Arbeiten im Sitzen eingehen, da dies mittlerweile die überwiegende Mehrheit betrifft. Doch wenn du einen Job hast, in dem du körperlich arbeitest, wird es dir sicher nicht schwerfallen, ebenfalls Bewegungsroutinen zu erkennen.

Grundsätzlich gibt es sechs Elemente der Büro-Bewegungsroutine:

Die falsche Sitzhaltung: Ein Rundrücken, eine vorgebeugte Haltung oder zu weit zurückgelehntes Sitzen belasten die Strukturen der Wirbelsäule und die Rückenmuskulatur. Auch eine unzureichende Unterstützung durch den Stuhl, wenn er zum Beispiel nicht den unteren Rücken mittels Lordose-Stütze stabilisiert, wenn Auflageflächen für die Unterarme oder eine Kopfstütze fehlen, belastet die Wirbelsäule.

Langes Sitzen ohne Bewegung: Stundenlanges Sitzen ohne Pausen verringert die Durchblutung der Muskeln und führt zu Überdehnungen und Verkürzungen von Muskelgruppen. Hierdurch werden die Muskeln in ihrer Funktion geschwächt und es entsteht eine muskuläre Dysbalance.

Falsche Höhe von Schreibtisch und Bildschirm: Ein zu niedriger oder zu hoher Bildschirm zwingt den Nacken und den oberen Rücken in unnatürliche Positionen. Auch der Schultergürtel wird durch einen zu hohen oder zu niedrigen Schreibtisch überanstrengt.

Ungünstige Position von Tastatur und Maus: Wenn Tastatur und Maus zu weit entfernt, zu hoch oder zu niedrig platziert sind, führt das zu einer unnatürlichen Armhaltung, die sich unmittelbar auf die Schulter- und Rückenmuskulatur auswirkt.

Fehlende Pausen und Bewegungsübungen: Es fehlt ein entsprechender Bewegungsausgleich mit dehnenden und kräftigenden Übungen, die darüber hinaus die Propriozeption (siehe Seite 25 f.) trainieren.

BEWEGUNGS-ROUTINEN AUSGLEICHEN

Unsere Bewegungsroutinen beeinflussen unsere Rückengesundheit im Alltag in der Regel negativ. Sie müssen mit gezielten Gegenbewegungen und Übungen kompensiert werden, um einen Ausgleich zu schaffen.

Das Vorhandensein von Stress: Selbst gemachter Leistungsdruck und Druck durch die Vorgesetzten oder den Arbeitsprozess verstärken die Folgen der beschriebenen Bewegungsroutinen.

Elemente verstärken einander

All diese Punkte beeinflussen unsere tägliche Bewegungsroutine nicht nur negativ, sondern verstärken sich auch gegenseitig in ihren negativen Auswirkungen auf unsere Rückengesundheit. Es ist also essenziell, dass wir unsere Bewegungsroutinen des Alltags aktiv durchbrechen, um unserem Rücken den Ausgleich zu bieten, den er benötigt, um gesund zu bleiben beziehungsweise zu gesunden, wenn bereits Probleme vorhanden sind.

Wie sitzen wir am Schreibtisch?

Um den Sinn der Übungen, die wir später miteinander erarbeiten, deutlich zu machen, gehen wir nun ins Detail und sehen uns die übliche Sitzposition am Schreibtisch ganz genau an.

Vorgebeugter Oberkörper

Beim Sitzen sind die Arme nach vorn gerichtet, hierdurch drehen die Schultern nach vorn. Betrachtet man den Schultergürtel von oben, zeigt sich ein C. Der Kopf ist im Regelfall leicht nach vorn geneigt, durch diese Haltung werden die Muskeln an der Vorderseite der Brust kürzer, weil die Punkte, an denen sie beginnen und enden, näher zusammenrücken. Wenn dieser Vorgang sich ständig wiederholt, reduziert sich die Muskellänge. Schließlich ist unser Körper darauf programmiert, möglichst energiesparend zu arbeiten. Und wenn die volle Länge des Muskels nicht mehr benötigt wird, dann verkürzt der Muskel. Mit anderen Worten: Die Brustmuskulatur und auch die Halsbeugemuskulatur und die vordere Schultermuskulatur verkürzen.
Verkürzte Muskeln dehnen wir mit den „Flex-Übungen" (ab Seite 114).

Überstreckte Halswirbelsäule

Auf der Rückseite unseres Körpers hingegen kommt es zu einer Überstreckung beziehungsweise zu einer Überdehnung

Sitzen am Schreibtisch

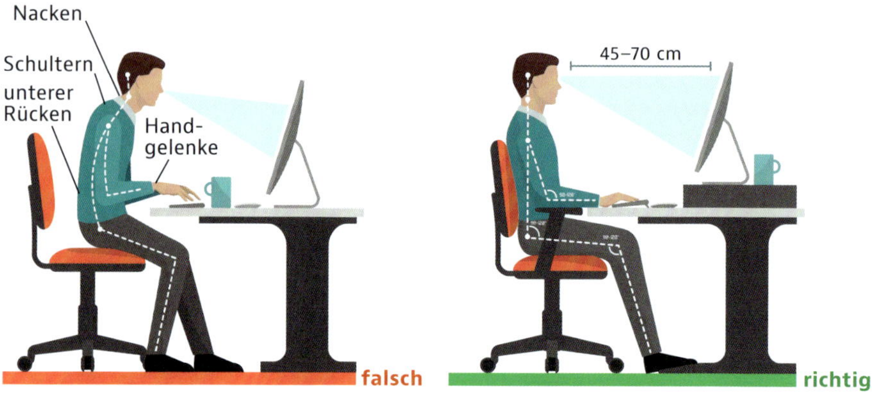

der Gegenspielermuskeln, den Antagonisten (siehe Seite 18). Insbesondere die Streckmuskulatur der Halswirbelsäule wird durch den nach vorn geneigten Kopf permanent überdehnt, während sie das Gewicht unseres Kopfes halten muss. Damit nicht genug: Das Gewicht des Kopfes steigt, da er sich aus dem senkrechten Lot und der damit geringsten Muskelbelastung wegbewegt.

Und wie reagiert ein Muskel, der permanent unter Spannung steht und dem eine gegenläufige Bewegung zwecks Bewegungsausgleich vorenthalten bleibt? Genau, er spannt sich bei der kleinsten Belastung oder bei einer Bewegung aus dieser Haltungsroutine heraus sofort an. Das macht er nicht aus Verärgerung, sondern aus reinem Selbstschutz für den Körper, um eine Verletzung durch die permanente Fehlstatik zu vermeiden. Wir nehmen dieses Schutzmanöver jedoch nicht wahr, sondern spüren nur, dass der Nacken verspannt ist.

Was tun wir nun mit unserem schmerzhaft verspannten Nacken? Wir dehnen ihn. Schließlich hat man schon so oft gehört und gelesen, dass man Muskelverspannungen wegdehnen muss. Das Problem ist nur: Die Verspannung ist ja aufgrund einer permanenten Überdehnung der Muskulatur entstanden. Und Gleiches mit Gleichem zu vergelten, das gab es nur im Wilden Westen! In der heutigen Zeit müssen wir umdenken. Zwar bringt uns bei akuten Nackenbeschwerden, die mit Verspannungen einhergehen, das Dehnen und die Anwendung von Wärme kurze Erleichterung, da die Muskulatur dadurch gelockert wird. Aber langfristig müssen

die hinteren Muskeln gestärkt werden, um die erforderliche Balance zwischen Agonisten und Antagonist wiederherzustellen (siehe Seite 18).
Wie das am besten funktioniert, erfährst du in dem Kapitel „Strong-Übungen" (ab Seite 121).

Unterforderte Core-Muskulatur

Kommen wir zur nächsten Problematik: Unsere Core-Muskulatur muss beim Sitzen nur in dem Maße arbeiten, dass wir nicht wie eine Qualle vom Stuhl rutschen. Das ist muskuläre Arbeit auf einem sehr niedrigen Niveau. Trainieren wir unseren Core also nicht zusätzlich aktiv, dann verlieren wir ein sehr großes Maß an Rumpfstabilität.

WICHTIG: EINE STABILE CORE-MUSKULATUR

Die gezielte Kräftigung und Dehnung unserer Rumpfmuskulatur ist nicht nur wichtig, um Bewegungsroutinen zu durchbrechen. Ein kräftiger Core bildet zudem die Basis, um bestimmte Sportarten gesunderhaltend ausführen zu können.

Doch im Alltag bleibt das Core-Training meist auf der Strecke. Nun gut, der eine oder andere schafft es dann doch, ein- oder zweimal zum Sport zu gehen. Freizeitfußball oder ein bisschen Tennis, danach ein leckeres Bier. Aber was gut gemeint ist, kann für unseren Rücken belastend sein. Denn Rumpfstabilität erwirbt man nicht mit solchen Sportarten. Allerdings braucht man sie genau dafür – für den schnellen Anlauf, das rasante Abstoppen und zackige Richtungswechsel, was damit einhergeht. Dies ist auch der Grund, warum Profifußballer täglich mehr im Fitnessraum als auf dem Platz trainieren. Ohne Core keine Leistung und Belastbarkeit.
Hier helfen die stabilisierenden „Core-Übungen" (ab Seite 128).

Permanent gebeugte Hüft- und Kniegelenke

Betrachten wir abschließend den Bereich Hüft- und Kniegelenke. Beim normalen Sitzen auf dem Stuhl sind diese Gelenke fast permanent um 90 Grad gebeugt. Und wie im Oberkörper entstehen auch hier muskuläre Dysbalancen (siehe Seite 18), sodass sich die Muskeln verkürzen. Die betroffenen Muskeln befinden sich hauptsächlich im vorderen Bereich der Hüfte und des Oberschenkels. Zu den wichtigsten Muskeln, die verkürzen können, zählen der Lenden-Darmbein-Muskel (Musculus iliopsoas), der als stärkster Hüftbeuger bei einer Verkürzung zu einer vermehrten Lendenlordose führen kann. Auch der gerade Anteil des vierköpfigen Oberschenkelmuskels (Musculus rectus femoris) neigt dazu, sich bei längerer Hüftbeugung zu verkürzen. Bestimmte Muskeln, die es ermöglichen, den Oberschenkel zur Körpermitte zu bewegen (Musculi adduktores), unterstützen die Hüftbeuger und neigen ebenfalls zur Verkürzung.

Es liegt nahe zu denken, dass die hintere Oberschenkelmuskulatur als Gegenspieler durch die Verkürzung auf der Vorderseite permanent überdehnt ist. Dem ist aber nicht so. Sie hat ihren Ursprung am Beckenknochen und setzt nicht am Oberschenkelknochen an, sondern erst im Bereich Schienbein beziehungsweise dem körpernahen Unterschenkel. Damit verläuft sie über das rückseitige Kniegelenk, die Strecke verringert sich durch die Beugung und es ergibt sich ebenfalls eine Verkürzung beim Sitzen.

Für den Bereich Beine und Hüfte sind daher sowohl die kräftigenden Übungen (ab Seite 121) wichtig als auch die „Flex-Übungen" (ab Seite 114).

Ziel: Bewegungsausgleich

Wir alle haben ein gemeinsames Ziel: immer einen Bewegungsausgleich zu den Körperhaltungen zu schaffen, die unseren Alltag bestimmen. Das erfordert ein gewisses Maß an Selbstreflexion, aber ich bin mir sicher, dass dies jedem gelingt. Es gilt zu erkennen, wo bei dir eine muskuläre Dysbalance (siehe Seite 18) besteht, und dann zu handeln. Wenn du zum Beispiel den ganzen Tag schwere Lasten trägst, überstreckst du oft den Oberkörper nach hinten. Folglich verkürzt die rückseitige Muskulatur, während die Bauchmuskulatur überdehnt wird. Du musst also mehrmals am Tag die Rückenmuskulatur dehnen und die Bauchmuskulatur stärken. Arbeitest du viel mit deinen Händen und Armen nach vorn, musst du die hinteren Schultermuskeln trainieren.

Der Core steht im Zentrum

Du siehst, der Bewegungsalltag und die Bewegungsroutine sehen bei jedem anders aus. Daher kann man keine generelle Empfehlung geben, was der Einzelne zu tun hat, es gibt nicht das eine Rezept, das für jeden funktioniert. Was allerdings für uns alle zutrifft, ist: Da jede Bewegung eine gewisse Core-Stabilität erfordert, sind die Core-Übungen (siehe Seite 128) unerlässlich für jeden Rückenschmerzpatienten. Zwar ist Routine bei gewissen Arbeitsabläufen von Vorteil, für unseren Rücken ist sie allerdings eine permanente Belastung. Wir müssen ihm immer einen Ausgleich gönnen, um auf Dauer Spaß zu haben und ein hohes Maß an Lebensqualität zu genießen.

DER VERKNACKSTE RÜCKEN

Alle Eltern, die hauptsächlich für die Betreuung ihrer Kinder verantwortlich sind, wissen, wie das tägliche Versorgen ihres Kindes den eigenen Körper belasten kann. Aber glücklicherweise sind die Kinder irgendwann groß und müssen nicht mehr getragen werden. Für die Erzieherinnen und Erzieher, die im Kindergarten arbeiten, gilt das nicht. Hier kommt immer wieder „Nachschub" und der Rücken hat keine Gelegenheit, sich zu erholen. Stattdessen setzt man sich auf viel zu kleine Stühle an viel zu kleine Tische, um auf Augenhöhe zu kommunizieren.

Das ist auch Brittas Alltag. Die 35-jährige Erzieherin ist seit Jahren meine Patientin und stellt sich regelmäßig zweimal im Jahr mit Rückenschmerzen vor. Denn es passiert immer wieder, dass bei Drehbewegungen mit dem Oberkörper während der Arbeit Schmerzen im Bereich ihrer Brustwirbelsäule auftreten. Natürlich lernen Erzieher, sich auf eine Weise zu bewegen, die ihren Rücken nicht allzu stark belastet, aber jeder kennt es: In einer Gefahrensituation mit einem Kind, wo schnelles Handeln erforderlich ist, kann man nicht immer auf die richtige Bewegung achten. Und so kann es passieren, dass man sich den Rücken verknackst oder, um es anders auszudrücken: sich verrenkt.

Nach all den Jahren sind Britta und ich ein eingespieltes Team: Sie nimmt Platz auf der Behandlungsliege, entspannt sich und lässt meine chirotherapeutische Behandlung über sich ergehen, ohne zu verkrampfen. Und meistens geht es nach dem Einrenken sofort wieder besser. Dennoch gebe ich ihr immer wieder ermahnende Worte mit auf den Weg: Auch wenn es nach dem Einrenken erst mal wieder gut ist – die Muskeln müssen trainiert werden, da sie unsere Wirbelsäule bei Belastung und Bewegung stabilisieren. Außerdem sage ich ihr jedes Mal, sie möge doch bitte an ihr Theraband denken, mit dem sie unkompliziert und eigentlich überall zwischendurch den Rücken im Brustwirbelsäulenbereich trainieren kann.

DER SCHMERZ ALS WARNSIGNAL

Wenn wir Schmerzen empfinden, ist dies ein Signal des Körpers, dass etwas nicht stimmt. Aber nicht für jeden Menschen fühlt sich Schmerz aufgrund derselben Ursache auch gleich an. Denn Schmerzen sind individuell und jeder geht anders damit um. Sehen wir uns einmal an, warum das so ist und durch welche Faktoren unser Schmerzempfinden beeinflusst wird.

Was ist Schmerz überhaupt?

„Schmerz ist eine unangenehme sensorische und emotionale Erfahrung in Verbindung mit einer tatsächlichen oder möglichen Gewebeläsion." So lautet die Definition der internationalen Gesellschaft zum Studium des Schmerzes, der IASP (International Association for the Study of Pain).

Oder anders gesagt: Schmerz ist ein Signal unseres Körpers, das uns über etwas Schädliches an oder in uns informiert. Und damit ist Schmerz erst einmal etwas Gutes und überlebenswichtig. Er weist uns auf Gefahren hin und ist wie eine Art Wachhund unseres Körpers, der in Bruchteilen von Sekunden anschlägt. Wenn wir zum Beispiel an die heiße Herdplatte kommen, reagiert unser Körper blitzschnell und zieht die Hand zurück, um schlimmere Verbrennungen zu verhindern.

Bei einem chronischen Schmerz hingegen geht diese sinnvolle Funktion verloren. Besteht der Schmerz über einen längeren Zeitraum – die Fachwelt diskutiert noch über die Dauer und schwankt zwischen drei und sechs Monaten –, wird er nicht nur lästig, sondern in der Regel sogar quälend oder unerträglich und kann zu einem eigenen Krankheitsbild, einer Schmerzkrankheit, werden. Die Schmerzursache selbst kann dann bereits längst verschwunden oder behandelt sein, die Schmerzen aber bleiben bestehen.

Grundsätzlich kann man außerdem sagen, dass Schmerzen unter anderem durch Überlastung, Entzündung oder Verletzung eines Gewebes hervorgerufen werden und eine wichtige physiologische Warnfunktion haben. Aber auch in der Heilungsphase spielt Schmerz eine wichtige Rolle, da er uns dazu bringt, eine Schonhaltung einzunehmen, wodurch wir die betroffenen Körperstrukturen schützen.

Schmerz ist nicht gleich Schmerz

Damit sind wir auch schon beim wichtigsten Punkt angekommen, wenn wir über Schmerz im Zusammenhang mit Rückenschmerzen sprechen: Es kommt auf die Dauer des Schmerzes an. Tritt ein Schmerz aufgrund einer bestimmten Ursache auf und klingt bald wieder ab, wird er als akuter Schmerz bezeichnet. Eine solche Ursache, wie zum Beispiel eine Verbrennung, einen Schnitt oder eine andere Verletzung, kann man meist gut behandeln, sodass der Schmerz nach kurzer Zeit nachlässt.
Durch wiederholte oder lang anhaltende Schmerzreize können die Schmerzrezeptoren jedoch immer empfindlicher werden. Sie reagieren schon auf geringe Reize und im schlimmsten Fall ist es irgendwann so weit, dass die ursprüngliche Ursache schon gar nicht mehr besteht, die Nerven aber weiter ununterbrochen Schmerzsignale aussenden. Dann hat sich der Schmerz verselbstständigt und das Gehirn hat ein sogenanntes Schmerzgedächtnis entwickelt. Man spricht von chronischen Schmerzen.
Auch die Art und Weise, wie ein Schmerz empfunden wird, kann unterschiedlich sein. Manchmal wird Schmerz als brennend, als stechend oder als dumpf beschrieben. Manchmal ist er lähmend, manchmal unerträglich und pulsierend. Bei der Diagnose spielen diese Beschreibungen eine große Rolle, denn sie können Hinweise auf die Ursache für den Schmerz geben. Ebenso wie die Lokalisation des Schmerzes, also die Benennung des Körperteiles, wo der Schmerz zu spüren ist.
Dazu muss abgeklärt werden, unter welchen Umständen der Schmerz auftritt: im Ruhezustand, bei bestimmten Bewegungen, bei Berührungen oder auch beim Loslassen, wenn die schmerzhafte Körperregion abgetastet wird.

Jeder hat ein individuelles Schmerzempfinden

Ein Problem bei der Bestimmung von Schmerzen für den Untersuchenden ist vor allem, dass jeder Mensch Schmerzen anders wahrnimmt. Wo der eine schon jammert, lässt das die andere noch kalt. Warum dies so ist, wird in der Fachwelt diskutiert. Was wir aber bereits wissen, ist, dass sowohl genetische als auch soziale und psychische Faktoren eine Rolle spielen. Wenn ein Kind zum Beispiel schon früh die Erfahrung macht, dass die Eltern jede Bagatellverletzung als dramatisch ansehen, kann es im Laufe des Heranwachsens schmerzempfindlicher werden, als wenn ein Schmerz zwar ernst genommen, aber nicht überdramatisiert wird.

Wie Schmerzen verarbeitet werden

Die unterschiedliche Schmerzverarbeitung resultiert daraus, dass Schmerz- und Spannungsrezeptoren einen Reiz aufnehmen, ihn mit einem entsprechenden Signal analog zur Reizstärke zum Gehirn leiten und dieses den Reiz verarbeiten muss, um ihn dem Bewusstsein zu vermitteln. Wenn ich also nur darauf warte, einen Schmerz zu verspüren, weil es ja eigentlich immer wehtut, wenn ich mich bücke, dann ist die Empfindlichkeit hierfür sehr sensibel eingestellt. Bin ich jedoch nicht auf den zu erwartenden Schmerz fixiert, sondern passiv vom Geschehen abgelenkt oder aktiv auf etwas anderes konzentriert, dann kann der Schmerzreiz bei der Verarbeitung abebben – und damit abgeschwächt ins Bewusstsein gelangen. Ein gutes Beispiel ist der Schnitt in den Finger mit einem Messer beim Kochen. Das tut höllisch weh! Entsteht eine Schnittverletzung aber zum Beispiel durch eine Scherbe auf dem Rasen beim Fußballspiel, dann nimmt man sie garantiert weniger intensiv oder sogar erst viel später wahr. Weil das sportliche Event im Fokus steht und nicht die Verletzung.

Das bio-psycho-soziale Schmerzmodell

Wie intensiv wir Schmerzen empfinden, hängt unter anderem davon ab, wie unser soziales Umfeld uns diesbezüglich in frühen Kindheitsjahren geprägt hat. Aber auch im Erwachsenenalter kann das Schmerzempfinden von anderen Personen beziehungsweise der eigenen Einstellung beeinflusst werden.
Es ist also nicht nur das reine Nervensignal dafür verantwortlich, wie intensiv wir einen Schmerzreiz empfinden und ob er uns in Angst und Panik versetzt. Sondern es ist ein Zusammenspiel biologischer, psychologischer und sozialer Faktoren, zu denen auch unsere familiären und kulturellen Erfahrungen im Umgang mit Schmerz zählen. Deshalb spricht man auch vom „bio-psycho-sozialen Schmerz", den jeder Mensch anders empfindet.
Zur biologischen Ebene gehört nach diesem Modell der Körper mit all seinen Organen und Zellen. Eine Verletzung, die Schmerz verursacht, ist demnach ein biologischer Einfluss. Auf psychischer Ebene betrachtet man die Seele. Dazu gehören das Denken, Fühlen und Handeln einer Person. Angst oder Trauer können zum Beispiel eine Rolle dabei spielen, ob oder wie intensiv wir Schmerz empfinden. Ebenso wie die soziale Ebene, also unser Lebensumfeld und die Lebensbedingungen. Belasten können hier zum Beispiel eine schwierige familiäre Situation oder schlechte Arbeitsbedingungen.
Man geht davon aus, dass diese drei Ebenen sich gegenseitig beeinflussen und einen Effekt auf das Schmerzempfinden haben. Daher kann der Beginn

Bio-psycho-soziales Schmerzmodell

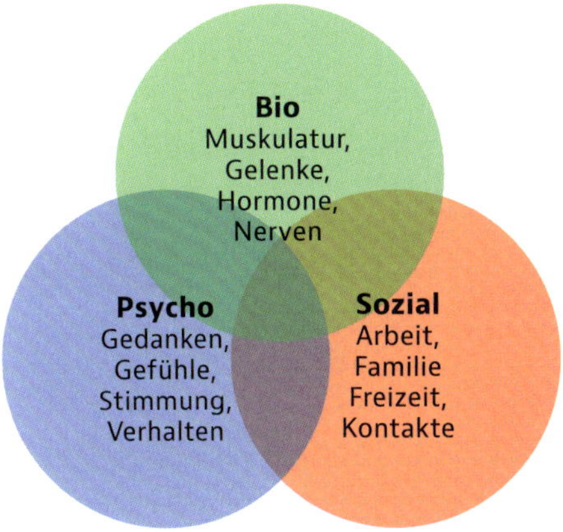

der chronischen Schmerzstörung auch von jedem der drei Bereiche ausgehen. Eine Therapie kann nur dann wirksam sein, wenn die biologische, psychologische und die soziale Dimension des Schmerzes berücksichtigt werden.

Schmerz mit Respekt und Augenmaß begegnen

Fassen wir kurz zusammen: Schmerzen sollten immer ernst genommen, aber nicht unbedingt direkt überbewertet werden. Wie so oft im Leben ist aber auch bei diesem Thema eine gewisse Balance wichtig: Schmerz erfordert Respekt und Therapie in einem gesunden Maß. Wird dieses Maß falsch gesetzt, dann resultiert daraus eine Einschränkung der Beweglichkeit und der Belastbarkeit und das wiederum führt zu einer verminderten Lebensqualität. Je länger ein Schmerz nämlich nicht oder falsch behandelt wird, desto größer ist das Risiko, dass sich ein Fehler in unsere Schmerzverarbeitung einschleicht und der Schmerz chronisch wird – unabhängig davon, ob die ursprüngliche Ursache noch besteht oder nicht.

Unspezifische und spezifische Schmerzursachen

Eine weitere Unterscheidung bezieht sich auf die Schmerzursachen. So handelt es sich bei spezifischen Rückenschmerzen um Schmerzen, bei denen in der Bildgebung (MRT, CT oder Röntgen) mit hoher Wahrscheinlichkeit eine bestimmte und zu behandelnde Ursache, wie zum Beispiel ein Bandscheibenvorfall, zu erkennen ist. Bei unspezifischen Rückenschmerzen zeigt sich in der Bildgebung jedoch nichts, hier lässt sich zunächst nicht die eine klare Ursache der Schmerzen ausfindig machen. Denn basierend auf dem bereits erwähnten Konzept des bio-psycho-sozialen Schmerzempfindens spielen sowohl körperliche als auch psychologische und soziale Faktoren eine entscheidende Rolle dabei, ob ein Mensch unspezifische Rückenschmerzen entwickelt, ob diese Beschwerden chronisch werden, wie diese behandelt werden sollen und wie die Prognose ist. Was sich beim ersten Lesen nach einem Entweder-oder anhört, ist in der Praxis

allerdings etwas komplizierter. Denn die Unterscheidung zwischen unspezifischen und spezifischen Rückenschmerzen ist häufig nicht einfach. Deshalb ist es besonders wichtig, den Schmerzpatienten gründlich zu untersuchen und weiter zu beobachten, um spezifische Ursachen möglichst auszuschließen.
Das bedeutet, dass nicht nur dein Arzt gefragt ist, sondern auch du mitarbeiten musst!

Der Schmerz ist da – wann zum Arzt?

Die einen gehen erst zum Arzt, wenn sie sich nicht mehr bewegen können und ihnen bereits die Tränen in den Augen stehen, die anderen spüren einen dezenten Druck und verlangen eine direkte Notfallbehandlung vom Arzt, zu dem sie sich per Krankenwagen haben fahren lassen. Es stellt sich also die Frage, was man zu welchem Zeitpunkt am besten tun sollte.
Da Schmerz ein sehr subjektives und individuelles Empfinden ist, kann man hierzu nur eine generelle Empfehlung geben: Wenn nichts mehr an Bewegung geht, ohne dass der Schmerz vernichtend erscheint, dann ist es Zeit, zum Arzt zu gehen. Und dann bitte nicht in die Praxis schleppen, sondern sofort im Krankenhaus vorstellig werden.
Gleiches gilt für den Fall, dass der Schmerz in den Anogenitalbereich ausstrahlt, also in den Scham- und Po-Bereich. Insbesondere dann, wenn dies mit einem Taubheitsgefühl verbunden ist oder ungewollt Urin abgeht. Auch wenn du eine Lähmung oder Schwächung des Fußes bemerkst, die dich daran hindert, dich auf die Zehenspitzen oder die Fersen zu stellen, oder es dir unmöglich macht, auf einem Bein zu stehen, solltest du zügig handeln. Denn diese Symptome können Ausdruck einer Nervenreizung sein. Und wenn diese längere Zeit besteht, steigt das Risiko einer bleibenden Nervenschädigung und diese ist nicht mehr umkehrbar. Glücklicherweise kommen diese Symptome sehr selten vor. Oder, um es mit Zahlen aus einer orthopädischen Praxis zu belegen: Von allen Rückenschmerzpatienten, die ich in einem Jahr in der Praxis behandle, haben nur etwa drei bis vier Betroffene diese Symptomatik.

Erste-Hilfe-Maßnahmen

Aber wann sollte man sich beim (Fach-) Arzt vorstellen? So gut wie niemand bleibt in seinem Leben von Rückenschmerzen verschont. Irgendwann erwischt es jeden: nachts verlegen, tagsüber den Rücken überlastet oder einfach mal falsch bewegt. Schon ist der Rückenschmerz da. Im Regelfall wissen wir alle, was dann die ersten Schritte sind. Wärmeanwendung in Form einer Wärmflasche und ein rezeptfreies Schmerzmittel wie Ibuprofen oder Paracetamol sind eine gute erste Hilfe. Und während früher immer zur absoluten Schonung geraten wurde, ist Bettruhe mit Bewegungslosigkeit absolut nicht mehr angesagt. Selbstverständlich sollst du keine wilden Verrenkungen machen, aber Stufenlagerung und Dehnungsübungen, so wie die „Notfallübungen" in meinem Übungsprogramm (siehe Seite 134), können helfen, die Beschwerden zu verringern.

Nach einer Woche immer noch Schmerzen?

Wenn trotz dieser Maßnahmen nach einer Woche keine wesentliche Linderung eingetreten ist, dann musst du dir noch immer keinen Kopf machen, solltest aber die Vorstellung beim Arzt in Erwägung ziehen. Ob du erst zum Hausarzt gehst oder direkt zum Orthopäden, bleibt dir überlassen. Du solltest aber wissen, dass es sich immer schwerer gestaltet, einen Termin beim Facharzt zu bekommen. Daher mein Tipp an dieser Stelle: Dein Hausarzt kann beim Facharzt anrufen und um einen Notfalltermin, den sogenannten Hausarzt-Vermittlungsfall, bitten. Damit bekommst du definitiv schneller einen Termin beim Facharzt, als wenn du es alleine versuchst.

Was macht der Arzt?

Der Arzt deines Vertrauens beginnt dann mit der Anamnese, also dem Arzt-Patienten-Gespräch. In diesem Gespräch werden verschiedene Punkte abgeklärt: unter anderem seit wann der Schmerz besteht, welche Qualität der Schmerz hat, ob es Vorerkrankungen gibt und was bis dato dagegen unternommen worden ist. Dem Gespräch sollte sich eine Untersuchung anschließen. Diese gliedert sich in Inspektion, also die Betrachtung des Rückens beziehungsweise des Körpers, die Palpation, also das Anfassen der entsprechenden Körperpartien zum Ertasten von Schmerzpunkten, Muskelverkürzungen und -verspannungen, und die Bewegungsprüfung, bei der die Beweglichkeit der einzelnen Wirbelsäulenabschnitte geprüft wird. Entsprechend der beteiligten Muskeln, die einen Einfluss auf die Rückenstabilität haben, wird unter Umständen auch die Muskelspannung der Beine überprüft.
Das sind die wichtigsten Schritte, denn, wie mein alter Orthopädie-Professor feststellte: Nach Anamnese und körperlicher Untersuchung kann man in 80 Prozent der Fälle die Ursache der Beschwerden ausmachen.
Um diese Ursache dann zu bestätigen, sollte eine bildgebende Diagnostik mittels Röntgen, Computertomografie (CT) oder Magnetresonanztomografie (MRT) folgen. Leider muss man feststellen, dass mittlerweile oft auf eine körperliche Untersuchung verzichtet wird. Stattdessen bekommt der Patient eine Überweisung fürs Röntgen oder MRT in

die Hand gedrückt und man wartet das entsprechende Untersuchungsergebnis ab, welches man dann behandelt.

Wenn eine ausführliche Untersuchung ausbleibt

Der große Nachteil für den Patienten ist hierbei, dass unter Umständen nicht die wirklichen Ursachen der Rückenbeschwerden behandelt werden, sondern nur die Befunde, die man in der Bildgebung gefunden hat. Und dabei gerät oft in Vergessenheit, dass unsere Gewebsstrukturen einem gewissen Verschleiß unterliegen.
Was noch viel schlimmer ist: Wir denken oft, altersentsprechende Veränderungen seien Ursache der Beschwerden. Wenn der Arzt dann auf die wichtige körperliche Untersuchung verzichtet, bestätigt er möglicherweise diese Ansicht. Deswegen empfehle ich jedem Rückenschmerzpatienten, bei fortbestehenden Beschwerden eine zweite Meinung bei einem anderen Arzt einzuholen. Auch ich rate meinen Patienten zu diesem Schritt, wenn die Rückenbeschwerden nicht wirklich abklingen. Frei nach dem Motto: Vielleicht habe ich irgendetwas übersehen, was ein anderer Arzt hoffentlich erkennt.
Denn auch wenn wir Verschleißerscheinungen wie den Bandscheibenvorfall, eine Verengung des Rückenmarkskanals oder Arthrose an den kleinen Wirbelkörpergelenken in den angefertigten Bildern sehen, dürfen wir nicht vergessen, dass diese Veränderungen im Regelfall langsam vonstattengehen und der Körper somit Zeit hat, sich daran zu gewöhnen. Und wenn er sich an die veränderte Situation gewöhnen konnte, dann muss dies nicht unmittelbar zu Beschwerden führen. Im Umkehrschluss kann eine plötzliche Veränderung im System starke Beschwerden hervorrufen. Somit muss ein langsam entstandener Bandscheibenvorfall – auch wenn er noch so groß ist – nicht unbedingt mit Schmerzen einhergehen. Ein kleiner, akut eingetretener Bandscheibenvorfall kann jedoch zu sehr starken Beschwerden führen. So kann der Arzt die entsprechende Diagnose stellen, wenn er die Vorgeschichte kennt, die körperliche Untersuchung durchgeführt und die Ergebnisse der bildgebenden Verfahren ausgewertet hat.

Ein Schmerz und viele Ursachen

Für die effektive Behandlung des Rückenschmerzes ist ein wichtiger Schritt unvermeidbar: Die genaue Ursache für den Schmerz muss identifiziert werden. Leider gelingt das nicht immer. In den meisten Fällen scheitert es an der Diagnostik, was im schlimmsten Fall in einer unnötigen Operation gipfelt. Jetzt möchte ich dich nicht zum Orthopäden ausbilden, aber ich möchte deine Sinne schärfen, um Ursachen und Beschwer-

den kritisch zu hinterfragen. Denn fast jede Ursache hat eine bestimmte Beschwerdesymptomatik und wenn diese fehlt, ist die entsprechende Diagnose eher unwahrscheinlich.
Wie immer in der Medizin gibt es auch bei Rückenschmerzen nicht nur die klassische Symptomatik. Es gibt Überschneidungen an Symptomen, die ein sehr buntes Bild ergeben können. Für dich als Betroffenen oder Betroffene heißt das, bei der Beurteilung deines Rückenschmerzes immer ganz genau hinzuschauen. Manchmal vergisst man, das eine oder andere Symptom im Gespräch mit dem Arzt zu erwähnen, oder man hält es für irrelevant und verschweigt es deswegen. Obwohl es dem Arzt in seiner Diagnosefindung einen wichtigen Hinweis geben könnte. In diesem Kapitel möchte ich dir deshalb einen Überblick über die möglichen Schmerzursachen geben, zu denen ich die jeweils typische Symptomatik aufzeige. Wie schon besprochen (siehe Seite 43), wird generell zwischen zwei Haupttypen von Rückenschmerzen unterschieden: dem unspezifischen und dem spezifischen Rückenschmerz.

Unspezifische Rückenschmerzen – die Ursachen

Unspezifische Rückenschmerzen machen den Großteil der Rückenschmerzfälle aus, Schätzungen zufolge bis zu 85 Prozent. Und eines sei vorweggenommen: Hierbei handelt es sich nicht um den Bandscheibenvorfall. Ganz im Gegenteil: Bei unspezifischen Rückenschmerzen sind keine auffälligen Veränderungen in der Bildgebung (Röntgen, CT oder MRT) festzustellen, die den Schmerz erklären könnten. Daher wird in verschiedenen Definitionen auch gerne aufgeführt, dass bei unspezifischen Schmerzen keine klare und eindeutige Ursache für die Schmerzen gefunden wird.
Diese Auffassung teile ich jedoch keineswegs. Denn im Rahmen einer guten Anamnese und einer umfassenden körperlichen Untersuchung können die möglichen Ursachen abgeprüft werden. Die berufliche Tätigkeit mit der entsprechenden Bewegungsroutine wird „abgeklopft", der Bewegungsausgleich wird hinterfragt und das individuelle Bewegungslevel erörtert. Aber auch die Analyse der psychosozialen Faktoren sollte durchgeführt werden. Gerade die Fragen nach Stress und Angst und deren ehrliche Beantwortung durch den Patienten liefern entscheidende Hinweise für die Therapie.
Das Wichtigste ist jedoch die körperliche Untersuchung. Dabei wird das Bewegungsausmaß in den einzelnen Bewegungsabschnitten festgestellt und mögliche Fehlhaltungen fallen ins Auge. Die Hände eines geübten Arztes können Muskelverspannungen und Muskelverkürzungen ertasten. Bei der Untersuchung gibt der Betroffene meist diffuse,

DIE JUNGE MUTTER MIT DEM ISG-SYNDROM

Janine, eine 26-jährige Mutter, hatte bereits mehrere Behandlungen hinter sich – doch sämtliche stationären und auch ambulanten Therapien blieben erfolglos. In ihrem Alltag war sie deutlich eingeschränkt. So konnte sie sich nur im Sitzen und unter größter Anstrengung bei starken Schmerzen die Schuhe anziehen. Die Betreuung ihres Kindes fiel ihr schwer und bei vielen alltäglichen Dingen brauchte sie die Unterstützung ihres Partners. Diese Situation zehrte an ihr und ihrer kleinen Familie.
Bei der Anamnese erfuhr ich, dass die Beschwerden im Rahmen der Schwangerschaft angefangen und sich nach der Entbindung verstärkt hatten.
Die körperliche Untersuchung ergab keinen Hinweis auf eine spezifische Ursache, dafür aber eine klare ISG-Symptomatik mit Druckschmerz über dem ISG beidseits und einer pseudoradikulären, also nicht direkt von einer Schädigung des Nervs stammenden Schmerzausstrahlung ins Gesäß, in die Oberschenkel und die Leisten. Bereits ein zarter Druck in diesem Bereich brachte die Patientin zum Weinen. Zwar fand ich in einem der Krankenhausberichte als Diagnose auch das ISG-Syndrom aufgeführt, aber scheinbar hatte niemand mit Janine über die Ursache der Beschwerden und Therapieoptionen gesprochen.
Ich sagte Janine ganz klar, dass sie perfekte Chancen hat, wieder beschwerdefrei zu werden. Das musste sie immer wieder hören, nicht nur, weil es so ist, sondern in erster Linie, damit sich der unspezifische Schmerz nicht noch weiter chronifiziert. Ich habe ihr erklärt, dass eine unzureichende Stabilität des Beckenbodens die ISG-Beschwerden verursacht, und bei einem Test auf dem Beckenbodentrainingsgerät zeigte sich erwartungsgemäß eine sehr schwache Aktivität. Wir besprachen ein individuelles Beckenbodentraining über vier Wochen. Als Janine danach zur Kontrolluntersuchung kam, brachte ich sie nicht mehr zum Weinen und auf dem Testgerät zeigte sich ein starker Beckenboden. Janine war zwar noch nicht beschwerdefrei, merkte aber, dass die eingeleiteten Maßnahmen gegriffen haben. Sie war nun deutlich entspannter und konnte so weiter in Eigenregie erfolgreich an ihrer Rückengesundheit arbeiten.

nicht klar lokalisierbare Schmerzen im Bereich des Rückens an. Die Schmerzen können variieren und mal stärker, mal schwächer sein. Oft beschreiben Betroffene einen dumpfen, ziehenden oder drückenden Schmerz, der sowohl im unteren als auch im oberen Rücken auftreten kann. Der Schmerz kann in alle Richtungen ausstrahlen, wie zum Beispiel in den Kopf- und Nackenbereich, in die Schultern und Arme bis in die Finger oder in die Beine bis zu den Zehen. Man spricht hierbei von einer pseudoradikulären Ausstrahlung. Es wirkt also wie die Schmerzausstrahlung einer betroffenen Nervenwurzel (lat. „radix" = Wurzel), ist es aber nicht.
Auch Verspannungen oder Steifheit im Rückenbereich sind keine Seltenheit, die Beschwerden können sowohl durch Bewegung verstärkt als auch durch langes Sitzen oder Stehen ausgelöst werden. So klagen Betroffene oft auch über eine eingeschränkte Beweglichkeit im Alltag. Das Schlimme beziehungsweise das, was das Ganze kompliziert macht, ist, dass die genannten Symptome auch bei spezifischen Rückenschmerzen auftreten können. So kann es anfänglich schwer sein, eine entsprechend „saubere" Diagnose zu stellen. Wenn dann noch normale Verschleißerscheinungen an den Bandscheiben oder Gelenken in der bildgebenden Diagnostik irrtümlich als Ursache für die Beschwerden ausgemacht werden, kann es passieren, dass die Behandlung unnötig verschleppt wird. Unspezifische Rückenschmerzen können verschiedene Ursachen haben, die zum Teil ineinandergreifen. Dazu zählen unter anderem ein Ungleichgewicht des Körpers, eine Blockierung der Gelenke, ein zu schwacher Beckenboden, Übergewicht, psychische Belastungen und Erkrankungen der inneren Organe.

Der Körper gerät aus dem Gleichgewicht

Durch die alltägliche Bewegungsroutine und den fehlenden Bewegungsausgleich entstehen Muskelverspannungen und Muskelverkürzungen. Diese können entweder direkt zu Schmerzen führen oder sie wirken sich über den strudel-

UNVERZICHTBARE UNTERSUCHUNG

Das Wichtigste bei der Diagnose bei unspezifischen Rückenschmerzen ist die gründliche körperliche Untersuchung. In Kombination mit einer guten Anamnese können so die möglichen Ursachen abgeklopft werden.

artigen Mechanismus der Fehlhaltung negativ aus, indem Strukturen stärker belastet werden, weil der Körper aus dem Gleichgewicht gerät, was wiederum durch noch stärkere Fehlhaltung kompensiert wird.
Eine schwache Rumpfmuskulatur, die den Rücken nicht ausreichend stützt, oder ein Ungleichgewicht zwischen verschiedenen Muskelgruppen können so Schmerzen verursachen. Erinnern wir uns an das stundenlange, womöglich unergonomische Sitzen am Schreibtisch. Grundsätzlich können Fehlhaltungen beim Sitzen, Stehen oder Heben schwerer Lasten die Wirbelsäule ungleichmäßig belasten, was zu Rückenschmerzen führen kann. Aber auch schlechte Schlafqualität oder ungünstige Schlafposition aufgrund einer ungeeigneten Matratze oder Kissen, die Nacken und Rücken nicht ausreichend stützen, belastet die Wirbelsäule, was sich in Verspannungen und Schmerzen äußert.

Blockierung der Gelenke

Sowohl Blockierungen der Facettengelenke (siehe Seite 19) in Hals-, Brust- und Lendenwirbelsäule als auch Blockaden im Kreuzdarmbeingelenk, dem ISG (siehe Seite 19 f.), können Rückenschmerzen verursachen.
Die Facettengelenke ermöglichen es der Wirbelsäule und dem Kopf, Bewegungen wie Beugen, Strecken, Drehen und Neigen durchzuführen. Sie stabilisieren die Wirbelsäule und kontrollieren den Bewegungsumfang, um eine Überbeweglichkeit oder Fehlbelastung zu verhindern. Gleichzeitig helfen sie, die Lasten, die auf der Wirbelsäule liegen, gleichmäßig zu verteilen. Eine Gelenkblockierung entsteht dann, wenn die zueinanderliegenden Gelenkpartner nicht mehr in der Stellung zueinander stehen wie es anatomisch korrekt ist. Hierbei reicht schon oft eine Minimalverschiebung aus, die in keiner bildgebenden Diagnostik erkennbar ist. Mit anderen Worten: Man sieht diese Blockade weder auf dem Röntgenbild noch im MRT. Hinweise auf so einen Zustand ergeben sich aus der Untersuchung und der Anamnese. Häufig erzählen die Betroffenen, dass sie sich in der Nacht verlegen haben. Oder sie

EINE NEGATIV-SPIRALE

Entstehen Fehlhaltungen aufgrund von Schmerz, kann dies zu einer Negativspirale werden. Denn aufgrund der Fehlhaltung werden bestimmte Strukturen stärker belastet, was wiederum zu weiteren Fehlhaltungen führen kann.

haben eine ungewohnte oder schnelle Bewegung gemacht und plötzlich hatten sie das Gefühl, dass etwas verrenkt ist. In vielen Fällen fehlt dieser Zusammenhang jedoch komplett. Denn auch Fehlhaltungen, Muskelverspannungen und Verschleiß können Auslöser für eine Gelenkblockade sein.
Am unteren Ende der Wirbelsäule kann in einem anderen Gelenk eine Blockade auftreten. Zwar ist das ISG, das Kreuzdarmbeingelenk, ein sehr unbewegliches Gelenk, es kann aber durch verschiedene Einflüsse zu einer größeren Verschiebung kommen. Denn das ISG spielt eine entscheidende Rolle bei der Stabilität des Beckens und der unteren Wirbelsäule und trägt dazu bei, das Gewicht des Oberkörpers auf die Beine zu übertragen.
Bei einer Gelenkblockierung können verschiedene Symptome gleichzeitig oder allein auftreten: örtliche Schmerzen im Bereich der Gelenkblockierung zum Beispiel. Hierbei spüren die Betroffenen oft einseitige Schmerzen. Oder die Schmerzen strahlen aus. Im Bereich der Halswirbelsäule kann es zu Kopfschmerzen und/oder Armschmerzen kommen, im Bereich der Brustwirbelsäule können die Schmerzen in die Brust oder in die Arme ausstrahlen, im Bereich der Lendenwirbelsäule in den Unterbauch und im Bereich der ISG kommt es häufig zu einer Schmerzausstrahlung in den Gesäßbereich, die Hüfte, die Leiste oder die Oberschenkel. Gerade diese Schmerzausstrahlung wird vom medizinischen Laien oft mit Ischiasschmerzen verwechselt, da sie ähnliche Bereiche betreffen.
Patienten mit Gelenkblockierungen haben oft auch schmerzhafte Bewegungseinschränkungen. Insbesondere bei den ISG-Blockierungen hat der Betroffene oft Schwierigkeiten, sich zu bücken, aus einer sitzenden Position aufzustehen oder das Becken zu drehen, was als „steifes Gefühl" beschrieben wird. Aber auch stechende, ziehende oder dumpfe Schmerzen werden beschrieben. Bei der klinischen Untersuchung wird bei einer ISG-Blockierung oft festgestellt, dass die Beine unterschiedlich lang sind. Dies sollte nicht als „normaler Befund" vom behandelnden Arzt interpretiert und auf schnellem Wege mit einer Sohlenerhöhung oder Einlage nur auf der kürzeren Beinseite versorgt werden. Stattdessen sollte dies immer Anlass für eine funktionelle Untersuchung, eventuell mit einem chirotherapeutischen Eingriff sein. Es ist besser, das verhakte Gelenk einzurenken, als den Körper durch eine unnötige Ausgleichsversorgung dauerhaft in eine Fehlhaltung zu bringen. Und letztlich lässt sich über dem blockierten Gelenk fast immer ein deutlicher Druckschmerz auslösen.

Ein zu schwacher Beckenboden

Der Beckenboden ist das Fundament der Wirbelsäule. Ist er zu schwach, kann er den auf ihm ruhenden „Gebäudekomplex" nicht mehr ausreichend stabilisieren. Vom Hausbau wissen wir, dass die Bude einsturzgefährdet ist, wenn beim Fundament gepfuscht wird. Es ist nur eine Frage der Zeit, wann es dazu kommt. Wenn man den Beckenboden erwähnt, dann denken die meisten Menschen an Frauen nach der Entbindung. Denn dann muss der Beckenboden im Rahmen der Rückbildungsgymnastik wieder gestärkt werden, andernfalls kann es zu einer Blasensenkung und damit zu einer Blasenschwäche kommen. Aber auch Männer sollten dafür sorgen, dass ihr Beckenboden stark bleibt. Mit einem starken Beckenboden können wir unseren knöchernen Beckenring stabilisieren und damit auch unsere Iliosakralgelenke. Diese lockern sich im Laufe unserer Lebenszeit, wenn die stabilisierenden Bänder an Elastizität verlieren und durch den normalen Altersverschleiß, auch Übergewicht spielt hier eine Rolle. Bei Frauen wirken zusätzlich hormonelle Veränderungen wie in der Schwangerschaft und in den Wechseljahren.

Das Schöne ist, dass wir mittels Beckenbodentraining dieser Schwäche entgegenwirken können. Dazu spannen wir ihn aktiv an – und dabei spannen sich auch die vielen kleinen Muskeln entlang der Wirbelsäule an, die wir mit keinem anderen Training ansteuern können.

Fehlstellungen der Achsensysteme

Auch wenn die Wirbelsäule das prägende Gerüst für die gesamte Körperstatik ist, so ist sie abhängig davon, dass alle anderen Achsensysteme intakt sind. Achsfehlstellungen an den Füßen, Beinen, Hüftgelenken wie auch in den Kiefergelenken nehmen einen ungeheuren Einfluss auf die korrekte Funktion der Wirbelsäule. Und weil dieses Thema

Aufbau des Beckenbodens

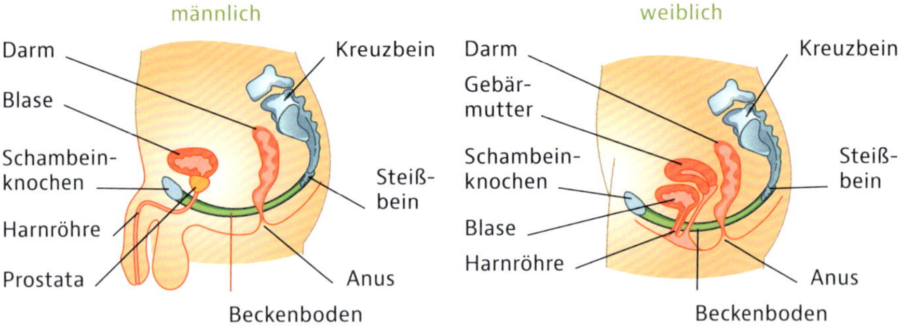

ebenso komplex wie wichtig ist, kommen wir hierauf später noch einmal zurück (siehe Kapitel „Der Rücken – mehr als nur die Wirbelsäule", ab Seite 68).

Psychische Belastungen

Die Psyche spielt bei Rückenschmerzen immer eine wichtige Rolle, so können sich zum Beispiel Stress, Angst oder Depressionen negativ auswirken. Und je länger die Beschwerden bestehen, umso größer wird auch die psychische Komponente. Stress kann sich körperlich äußern, indem er Muskelverspannungen fördert und die Schmerzempfindung verstärkt. Zum Beispiel ist die „Stresshaltung", bei der Menschen die Schultern hochziehen und den Körper anspannen, eine häufige Reaktion auf emotionale Belastungen und kann zu anhaltenden Rückenschmerzen führen.

Übergewicht

Zu viel Körpergewicht kann eine zusätzliche Belastung für den Rücken darstellen. Wer einen Bauch sein Eigen nennt, muss seinen Oberkörper ein wenig nach hinten neigen. Darüber müssen wir nicht nachdenken, das wird von unserem Körper unbewusst geregelt, damit er wieder im dynamischen Gleichgewicht ist. Erinnere dich an die Form der Wirbelsäule: Sie sieht aus wie ein S und im Lendenwirbelbereich haben wir die sogenannte Lordose (siehe Seite 11 f.). Bei einer verstärkten Neigung nach hinten resultiert daraus die sogenannte Hyperlordose. Diese ist noch keine feste, irreversible Haltung, hat aber bereits den Nachteil, dass verschiedene Strukturen, zum Beispiel die Facettengelenke mit den umgebenden Bändern wie auch die Bandscheibe, stärker belastet werden – und diese Überlastung Schmerzen verursachen kann.

Unzureichende Körperwahrnehmung

Eine unzureichende Körperwahrnehmung und mangelndes Wissen über ungünstige Bewegungsmuster und Korrektur von Fehlbelastungen können ebenfalls Rückenschmerzen verursachen. In diesem Fall ist die Fähigkeit unseres Körpers, auf verschiedene Reize schnell und korrekt zu reagieren, deutlich eingeschränkt. Wir erinnern uns an die Propriozeption (siehe Seite 24 ff.). Trainieren wir diese Fähigkeit nicht regelmäßig, kann unser Stabilisationssystem nicht mehr optimal auf verschiedene Belastungen reagieren, was zu einer Fehlbelastung der unterschiedlichen Strukturen führen kann.

Erkrankungen der inneren Organe

Auch Erkrankungen der inneren Organe können mit Rückenschmerzen einhergehen. Das können zum Beispiel Nierensteine sein oder Niereninfektionen (Pyelonephritis). Es kann mitunter auch sehr starke Schmerzen verursachen, wenn das Herz nicht ausreichend durchblutet wird, wie bei einem Herzinfarkt oder seiner Vorstufe, der Angina pectoris. Im Magen-Darm-Trakt können Magengeschwüre oder eine Entzündung der Bauchspeicheldrüse (Pankreatitis) Auslöser von Rückenschmerzen sein. Eine Ausdehnung (Aneurysma) der Bauchschlagader oder ein Riss der Bauchschlagader können ebenfalls akute Beschwerden auslösen. Lungenprobleme wie Lungenentzündungen, Rippenfellentzündungen oder Lungenembolien treten oft in Verbindung mit Rückenschmerzen auf, vor allem im oberen Rückenbereich. Und dann sind da noch gynäkologische Erkrankungen wie Endometriose, Ovarialzysten oder gynäkologische Infektionen, die unbedingt erwähnt werden müssen. Aufgrund dieser vielen möglichen Differentialdiagnosen ist eine gute Anamnese in Kombination mit einer gewissenhaften körperlichen Untersuchung absolut wichtig.

Genetische Vorbelastung

Zu guter Letzt kann auch unsere Genetik schuld an Rückenschmerzen sein: Menschen, deren Eltern oder nahe Verwandte häufig unter Rückenschmerzen leiden, haben ein höheres Risiko, selbst davon betroffen zu sein.

Kombination vieler Faktoren

Nach dieser Aufzählung sollte klar sein: Unspezifische Rückenschmerzen sind oft multifaktoriell bedingt und entstehen meist durch eine Kombination von physischen und psychischen Faktoren verbunden mit unserem Lebensstil. Häufig lassen sie sich durch Veränderungen im Lebensstil, durch ergonomische Anpassungen und durch effektive Stressbewältigung lindern. Sicher ist: Wir müssen unseren Körper in Bewegung halten und mit effektiven Übungen dauerhaft unterstützen.

Spezifische Rückenschmerzen – die Ursachen

Wie die Bezeichnung schon suggeriert, findet man bei den spezifischen Rückenschmerzen eine klar identifizierbare Ursache. Diese kann mithilfe von bildgebenden Verfahren festgestellt werden. Zu den häufigsten Ursachen zählen: Bandscheibenvorfall, Stenose im Wirbelsäulenbereich, Facettengelenksarthrose, Wirbelgleiten, Osteoporose und entzündliche Erkrankungen.

Bandscheibenvorfall und Bandscheibenvorwölbung

Der Bandscheibenvorfall (Diskusprolaps) ist von der Bandscheibenvorwölbung (Diskusprotrusion) abzugrenzen. Dieser Unterschied ist wichtig: Die Bandscheibenvorwölbung ist eine reversible Vorstufe. Hier ist der äußerste Faserring noch intakt und die Bandscheibe kann daher noch auf die unterschiedlichen Druckbelastungen, wenn auch

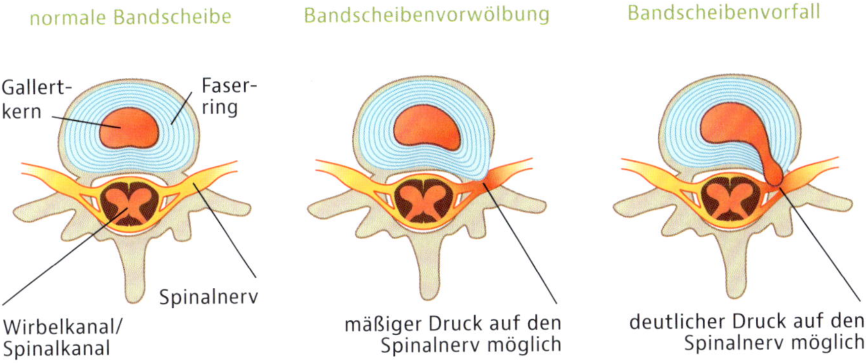

eingeschränkt, reagieren. Bei einem Bandscheibenvorfall hingegen reißt der Faserring auf und es tritt Material aus der Bandscheibe aus.

Ein akuter „Hexenschuss" kann zum Beispiel durch kurzfristig verlagertes Bandscheibengewebe zustande gekommen sein. Aufgrund der unmittelbaren Lage zum Nerv (Rückenmark oder Spinalnerv) kann die Bandscheibe auf diesen drücken, was zu einer direkten Schutzreaktion des Körpers führt. Es werden entsprechende Muskeln angespannt, die den Körper in eine Haltung bringen, die es dem Betroffenen erlaubt, Druck vom gereizten (Ischias-)Nerv zu nehmen. Man spricht in diesem Fall auch von einer ischiatischen Fehlhaltung.

An dieser Stelle möchte ich kurz auf den Ischiasnerv eingehen. Der Ischiasnerv ist der größte und längste Nerv im menschlichen Körper. Er entspringt im unteren Rücken und ist der Zusammenschluss der Nerven, die von den Wirbeln in diesem Bereich kommen (von den Wirbeln L4 bis S3). Vom unteren Rücken zieht er durch das Becken und tritt unterhalb des Piriformis-Muskels im Gesäß hervor. Von dort verläuft er entlang der Rückseite des Oberschenkels und verzweigt sich dann in kleinere Nerven, die die Beine, Füße und Zehen versorgen. Wenn der Ischiasnerv durch Druck oder Verengung gereizt wird, kann dies Schmerzen verursachen, die typischerweise vom unteren Rücken über das Gesäß bis in die Beine ausstrahlen. Dies wird dann als „Ischiasschmerz" bezeichnet. Typische Symptome sind stechende oder brennende Schmerzen, Taubheitsgefühle oder Kribbeln, Muskelschwäche oder Reflexabschwächung oder -verlust. Diese Symptome treten jeweils in einem Dermatom – das heißt, in bestimmten Haut- und Muskelbereichen – auf, das mit dem entsprechenden Spinalnerv verbunden ist. Kennt der Arzt die Bereiche der Haut (Dermatome), die zu

Dermatome

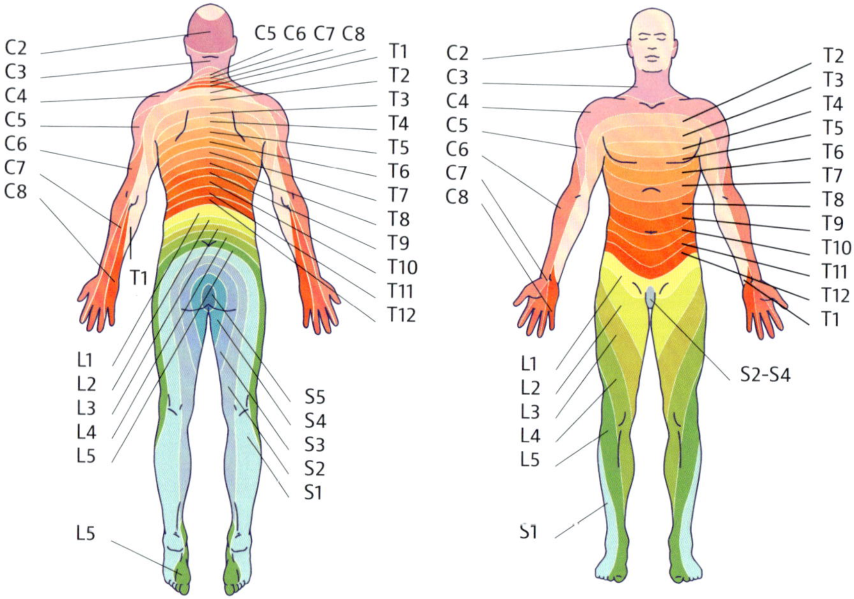

Motorische Kennmuskeln

C3: Interkostalmuskulatur, Atemzentrum
C4: Deltamuskel
C5: Ellenbogenbeuger (Bizeps)
C6: Handgelenksstrecker
C7: Ellenbogenstrecker
C8: Fingerbeuger
T1: Fingerspreizer
L2: Hüftbeuger
L3: Kniebeuger
L4: Fußheber
L5: Großzehenheber
S1: Fußsenker
S2: Großzehensenker

Sensible Kennzonen

C3: Hals und Schulter (Trapezmuskel)
C4: Schulterdach
C5: seitliche Schulter
C6: Ober- und Unterarm auf Daumenseite bis zum Daumen
C7: Mittelfinger
C8: Kleinfinger
T1: Unterarm auf Kleinfingerseite
L1–4: Oberschenkel
L4: mittlerer Unterschenkel
L5: seitlicher Unterschenkel, Großzehe
S1: seitlicher Unterschenkel und äußerer Fußrand

In der Bildlegende sind nur diejenigen motorischen Kennmuskeln und sensiblen Kennzonen aufgeführt, die typischerweise mit Rückenschmerzen in Verbindung stehen.

bestimmten Muskeln gehören, sowie die entsprechenden Reflexe, kann er schnell herausfinden, ob eine Nervenwurzel gereizt ist. Diese Vermutung kann er mit einer MRT-Untersuchung bestätigen.
Es ist aber auch möglich, dass im MRT ein Bandscheibenvorfall diagnostiziert wird, der die Veränderungen jedoch nicht bewirken kann, weil er zum Beispiel auf der anderen Seite liegt. Dann hat der Patient zwar einen Bandscheibenvorfall, dieser ist aber nicht die Ursache für den aktuellen Schmerz. Ich kann es nicht oft genug betonen, dass ein chronischer Schmerz im Kopf entstehen kann, wenn einem diese Tatsache nicht klar ist.
Kommen wir zurück zum Unterschied zwischen dem Bandscheibenvorfall und der -vorwölbung. Während eine Vorwölbung immer auf Höhe der Wirbel liegt, zwischen denen sich die Bandscheibe befindet, so kann beim Vorfall ein Teil der Bandscheibe nach oben oder unten in den Wirbelsäulenkanal abgleiten. Dieser herausgerutschte Teil wird als „Sequester" bezeichnet und kann die Nervenwurzel in der Nähe reizen, was auch im Bereich der benachbarten Wirbel Schmerzen verursachen kann.
Wenn du im MRT-Bericht den Begriff „bulging disc" liest, bezieht sich das auf eine ähnliche Situation wie bei der Vorwölbung. Im Laufe der Zeit werden die Bandscheiben durch Abnutzung weicher, was dazu führen kann, dass sie sich ringförmig vorwölben. In diesem Fall kann zwar das Nervengeflecht am äußeren Rand der Bandscheibe gereizt werden, aber die Nervenwurzel selbst wird nicht eingeklemmt.

Stenose im Wirbelsäulenbereich

In der Medizin bezeichnet der Begriff „Stenose" eine Verengung von anatomischen Strukturen, die in verschiedenen Bereichen des Körpers auftreten kann. Bei einer Stenose im Bereich der Wirbelsäule unterscheidet man zwischen einer Spinalkanalstenose und einer Neuroforamenstenose. Beide Erkrankungen können Schmerzen sowie neurologische Symptome verursachen. Am häufigsten treten diese Veränderungen in der Lendenwirbelsäule auf, selten in der Halswirbelsäule und fast gar nicht in der Brustwirbelsäule. Obwohl beide Zustände die Nerven beeinträchtigen, unterscheiden sie sich in der spezifischen Lokalisation der Verengung und den damit verbundenen Auswirkungen. Im Folgenden erkläre ich die Unterschiede im Detail.
Die (lumbale) Spinalkanalstenose bezieht sich auf eine Verengung des Spinalkanals – der Hauptdurchgang in der Wirbelsäule, durch den das Rückenmark und die Nervenwurzeln verlaufen (siehe Seite 12). Diese Verengung kann verschiedene Ursachen haben, darunter degenerative Veränderungen, altersbedingte Abnutzung der Bandscheiben,

Verdickungen der Bänder oder knöcherne Wucherungen durch Arthrose (Osteophyten) an den Facettengelenken. Wenn sich der Spinalkanal verengt, kann dies Druck auf das Rückenmark oder die Nervenwurzeln ausüben. Dies führt gerade im Bereich der Lendenwirbelsäule zu Schmerzen im unteren Rücken, die oft bis in die Beine ausstrahlen. Häufig berichten die Patienten über Beinschmerzen mit oder ohne Beinschwäche, insbesondere beim Gehen oder Stehen. Dies wird als „Claudicatio spinalis" bezeichnet. Die Betroffenen können im fortgeschrittenen Stadium nur wenige Meter gehen, bis sie eine Pause einlegen müssen. Sie bewegen sich also von Schaufenster zu Schaufenster – daher spricht man auch von „Schaufensterkrankheit". Die Schmerzen werden gelindert, wenn man sich nach vorn beugt, am besten in sitzender Position.
Typisch für eine Spinalkanalstenose sind auch Gefühlsstörungen wie Taubheit oder Kribbeln in den Beinen oder Füßen, meistens entsprechend dem Dermatom.
Die (lumbale) Neuroforamenstenose ist gekennzeichnet duch eine Verengung der Neuroforamina, das sind die seitlichen Öffnungen zwischen den Wirbeln, durch die die Nervenwurzeln austreten (siehe Seite 19). Diese Öffnungen befinden sich an jeder Seite der Wirbelsäule und durch sie können die Nervenwurzeln in die körperfernen Nervenbahnen übergehen, die am Ende die Finger und Zehen versorgen. Die Verengung dieser Foramina wird häufig durch kombinierte Verschleißerscheinungen (degenerative Veränderungen) verursacht, wie zum Beispiel durch Bandscheibenvorwölbungen, Arthrose in den Facettengelenken und/oder knöcherne Wucherungen. Diese Stenose betrifft in der Regel eine einzelne Nervenwurzel auf einer Seite des Körpers und führt zu spezifischen Symptomen, die auf den Bereich beschränkt sind, der von dem betroffenen Nerv versorgt wird. Das können dem Dermatom zugehörige Schmerzen sein, die häufig auf einer Seite des Körpers auftreten und entlang der Nervenbahnen verlaufen, zum Beispiel in Gesäß, Oberschenkel oder Unterschenkel. Dazu kommen Taubheit oder Kribbeln entlang des betroffenen Nervs oder Muskelschwäche in den von dem Nerv versorgten Muskeln, was in schweren Fällen zu Funktionsstörungen wie Fußheberschwäche führen kann.
Da die Verengung bei der Neuroforamenstenose direkt auf eine spezifische Nervenwurzel drückt, sind die Symptome oft auf ein bestimmtes Bein oder einen bestimmten Bereich beschränkt, im Gegensatz zur Spinalkanalstenose, die beide Beine betreffen kann.
Halten wir also fest: Der Hauptunterschied zwischen diesen beiden Stenosen liegt in der Lokalisation und dem Ausmaß der Nervenschädigung. Bei der (lumbalen) Spinalkanalstenose ist

EINFACH SO DIE WIRBELSÄULE GEBROCHEN

Heinz war ein Freund meines Vaters und bereits über 80 Jahre alt. Er kam mit starken Rückenschmerzen zu mir in die Praxis. Im Gespräch erfuhr ich, dass er im Laufe der letzten Jahre kleiner geworden war und immer mal wieder Schmerzen im Bereich der Brust- und Lendenwirbelsäule hatte. Das halte ihn nicht von der Gartenarbeit ab, erzählte er. Und genau dabei habe er gestern einen starken Schmerz am Übergang zur Lendenwirbelsäule verspürt. Da dies nichts Neues für ihn sei, habe er eine Schmerztablette genommen und den Tag auf der Couch mit zwei leckeren Bierchen ausklingen lassen. Doch am nächsten Morgen waren die Schmerzen nicht zurückgegangen, sondern sogar schlimmer geworden. Daher auch die notfallmäßige Vorstellung bei mir.

Bei der körperlichen Untersuchung fiel mir bereits seine Hyperkyphose auf, also die verstärkte Vorneigung der Brustwirbelsäule mit entsprechendem Buckel. In Kombination mit dem ausgeprägten Klopf- und Druckschmerz, den ich auslösen konnte, vermutete ich, dass ein Brustwirbel gebrochen war. Dieser Verdacht bestätigte sich in den Röntgenaufnahmen. Auf den Bildern war nicht eindeutig zu erkennen, ob der Bruch auch die Hinterkante des Wirbelkörpers erfasst hatte. Dann wäre es ein instabiler Bruch, der operiert werden müsste. Glücklicherweise konnten die ergänzenden CT-Aufnahmen dies ausschließen – wie übrigens in den meisten Fällen. Um eine Osteoporose zu bestimmen, wurde zudem die Knochendichte gemessen. So habe ich Heinz ein Rezept für eine Orthese ausgestellt, die er sofort im Sanitätshaus hat anpassen lassen. Mit Schmerzmitteln und dem konsequenten Tragen der Orthese klangen die Schmerzen ab.

Die Röntgenkontrollaufnahmen zeigten im weiteren Verlauf eine knöcherne Heilung ohne schwerwiegende Formveränderung. Heinz muss zwar jetzt entsprechende Tabletten einnehmen, aber mit ausreichend Bewegung und einer kalziumreichen Ernährung sinkt sein Risiko für weitere Brüche an der Wirbelsäule. Wichtig ist, dass Heinz weiterhin aktiv bleibt, dabei aber vielleicht auch mal einen Gang zurückschaltet!

der zentrale Spinalkanal verengt, was mehrere Nerven oder sogar das Rückenmark selbst beeinträchtigen kann. Dies führt zu umfassenderen Symptomen, die beide Beine betreffen können. Bei der (lumbalen) Neuroforamenstenose ist die Verengung spezifischer und betrifft nur die Neuroforamina auf einer Seite der Wirbelsäule. Dadurch treten die Symptome nur auf der betroffenen Seite auf und sind spezifischer für den betroffenen Nerv. Der Verdacht auf eine entsprechende Erkrankung ergibt sich aus der Anamnese in Kombination mit der körperlichen Untersuchung und kann mittels MRT bestätigt oder ausgeschlossen werden.

Die Facettengelenksarthrose

Die Facettengelenksarthrose, auch Spondylarthrose genannt, ist eine degenerative Erkrankung der kleinen Wirbelgelenke, der Facettengelenke (siehe Seite 19). Diese Gelenke befinden sich zwischen den Wirbelkörpern der Wirbelsäule und ermöglichen Bewegungen wie Beugen, Strecken und Drehen des Rückens. Im Laufe des Lebens unterliegen sie einem natürlichen Verschleiß, der zur Facettengelenksarthrose führen kann, besonders im Bereich der Lenden- oder Halswirbelsäule. Der Verschleiß hat eine Degeneration des Gelenkknorpels zur Folge, das heißt, der Knorpel, der normalerweise als Schutzschicht auf den Gelenkflächen wirkt, wird mit der Zeit dünner und verliert seine Elastizität. Dadurch reiben die Knochen in den Facettengelenken bei Bewegungen direkt aneinander, was Schmerzen und Entzündungen auslöst.
Neben diesem natürlichen Alterungsprozess gibt es weitere Risikofaktoren, die den Verschleiß der Facettengelenke beschleunigen können. Zum Beispiel erhöht übermäßiges Körpergewicht die Belastung auf die Wirbelsäule und beschleunigt den Gelenkverschleiß. Aber auch Fehlhaltungen oder Fehlstellungen können sich negativ auf die Facettengelenke auswirken. So erhöhen eine ungesunde Körperhaltung oder Fehlstellungen der Wirbelsäule, wie Skoliose, den Druck auf die Facettengelenke. Schließlich haben Menschen, die in ihrem Beruf oder durch sportliche Aktivitäten häufig schwere Lasten heben oder sich einseitig oder falsch belasten, ein höheres Risiko, an Facettengelenksarthrose zu erkranken. Hinzu kommen Verletzungen oder Traumata der Wirbelsäule beziehungsweise Unfälle, die ebenfalls den Verschleiß der Facettengelenke fördern.
Je nach Schweregrad der Erkrankung und der betroffenen Wirbelsäulenregion variieren die Symptome.
Schmerzen im Rücken: Die Schmerzen treten meist lokalisiert im unteren Rücken (Lendenwirbelsäule) oder im Nacken (Halswirbelsäule) auf. Sie werden häufig als dumpf oder ziehend beschrieben und verschlimmern sich bei

bestimmten Bewegungen wie Drehen, Bücken oder Strecken. Im Ruhezustand oder bei Entlastung bessern sich die Beschwerden oft.
Bewegungseinschränkungen: Mit zunehmendem Fortschreiten der Arthrose wird die Beweglichkeit der betroffenen Gelenke eingeschränkt. Betroffene können Schwierigkeiten haben, sich zu bücken oder den Rücken zu drehen. Oft klagen Patienten über Steifheit, insbesondere nach dem Aufstehen oder nach längeren Ruhephasen. Gerade beim Aufrichten aus einer gebeugten Position, bei der die Facettengelenke stärker belastet werden, klagen die Betroffenen über einen stärkeren Schmerz.
Ausstrahlende Schmerzen: Bei einer fortgeschrittenen Facettengelenksarthrose können die Schmerzen in benachbarte Regionen ausstrahlen. In der Lendenwirbelsäule strahlen sie oft in das Gesäß oder die Oberschenkel aus, während Schmerzen in der Halswirbelsäule in die Schultern oder Arme ausstrahlen können.
Taubheitsgefühle oder Kribbeln: In schweren Fällen, wenn die vergrößerten Facettengelenke auf Nerven drücken, können Taubheitsgefühle, Kribbeln oder sogar Muskelschwäche auftreten. Dies geschieht, wenn die Nervenwurzeln durch den degenerativen Prozess beeinträchtigt werden (siehe auch Neuroforamenstenose, Seite 58). Die Diagnose wird durch eine Kombination aus Anamnese, klinischer Untersuchung und bildgebenden Verfahren wie Röntgen, MRT oder CT gestellt.

Wirbelgleiten (Spondylolisthesis)

Beim Wirbelgleiten gleitet ein Wirbelkörper im Verhältnis zu dem darunterliegenden Wirbel nach vorn oder selten auch nach hinten. Dies führt in vielen Fällen zu einer Instabilität der Wirbelsäule und kann darüber hinaus Schmerzen, Nervenreizungen und Bewegungseinschränkungen verursachen.
Die Erkrankung betrifft vor allem den unteren Bereich der Lendenwirbelsäule, da dieser am stärksten belastet wird. Bereits bei Kindern und Jugendlichen kann die sogenannte isthmische Spondylolisthesis auftreten, die durch einen Defekt oder einen Bruch im Wirbelbogen (Pars interarticularis) verursacht wird. Diese Art der Spondylolisthesis kann durch wiederholte Überlastungen oder Traumata entstehen, die bei Sportarten wie Turnen, Rhythmischer Sportgymnastik, Gewichtheben oder Fußball vorkommen. Es gibt auch eine seltene angeborene Form der Spondylolisthesis, die sogenannte dysplastische Spondylolisthesis, bei der von Geburt an eine Fehlbildung der Wirbelsäule besteht, die das Risiko eines Wirbelgleitens erhöht. Meistens sind von der Erkrankung jedoch ältere Erwachsene betroffen, da sich mit altersbedingten Verschleißerscheinungen der Bandschei-

ben und Facettengelenke die sogenannte degenerative Spondylolisthesis entwickelt. Der daraus resultierende Stabilitätsverlust fördert das Gleiten der Wirbel zueinander. Egal zu welcher Gruppe man gehört: Bestimmte Risikofaktoren wie Übergewicht, schwere körperliche Arbeit, wiederholte falsche Bewegungen oder eine schlechte Körperhaltung können das Risiko für die Entwicklung einer Spondylolisthesis zusätzlich erhöhen.

Die Symptome der Spondylolisthesis hängen vom Ausmaß des Wirbelgleitens ab und von dem Druck, der auf die Nerven ausgeübt wird. In einigen Fällen kann die Erkrankung symptomlos verlaufen, vor allem, wenn das Gleiten nur geringfügig ist. In anderen Fällen kann es jedoch zu erheblichen Beschwerden kommen. Das häufigste Symptom ist ein dumpfer, tief sitzender Schmerz im unteren Rücken. Dieser Schmerz verstärkt sich oft bei körperlicher Aktivität, insbesondere bei Bewegungen wie Heben, Bücken oder Drehen des Oberkörpers. Wenn die verschobenen Wirbel Druck auf die Nervenwurzeln ausüben, können Schmerzen in das Gesäß und die Beine ausstrahlen. Dies wird häufig mit Ischiasschmerzen verwechselt. Im fortgeschrittenen Verlauf

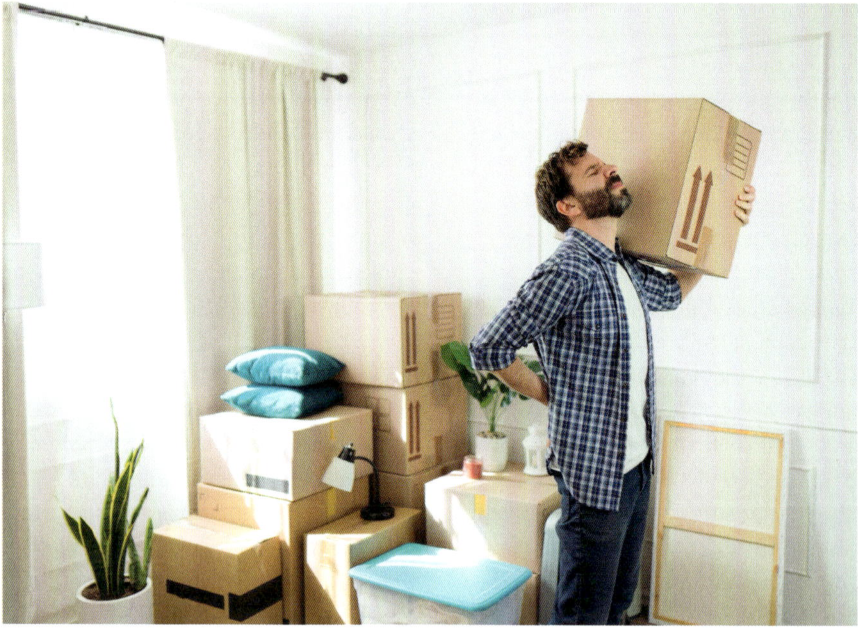

kann es zu neurologischen Symptomen kommen, wie Taubheit, Kribbeln oder Muskelschwäche in den Beinen, wenn die Nervenwurzeln betroffen sind. Dies kann die Gehfähigkeit einschränken und erhöht das Sturzrisiko. Viele Betroffene beklagen ein Gefühl der Instabilität bei gleichzeitiger Steifheit und eingeschränkter Beweglichkeit, insbesondere nach längeren Ruhephasen oder nach dem Aufstehen. Häufig reagieren die Betroffenen unbewusst mit einer Veränderung ihrer Körperhaltung auf die Beschwerden. Meist kommt es hierbei zu einem verstärktem Hohlrücken (Hyperlordose) oder einem verstärkten Buckel (Hyperkyphose), um auf diesem Weg den Schmerz zu kompensieren.

Osteoporose

Bei der Osteoporose handelt es sich um eine Erkrankung, bei der die Knochendichte abnimmt: Die Knochen werden schwächer und porös und können leichter brechen. Besonders betroffen sind die Wirbelkörper der Brust- und Lendenwirbelsäule. Eine unbehandelte Osteoporose fällt in der Regel erst dann auf, wenn Veränderungen am Knochen eingetreten sind, die mit Schmerzen einhergehen. Im Bereich der Wirbelsäule sind dies entsprechende Wirbelkörperfrakturen. Eine der häufigsten Komplikationen der Osteoporose sind sogenannte Kompressionsfrakturen der Wirbelkörper. Diese Frakturen (Brüche) treten auf, wenn die geschwächten Knochen der Wirbelsäule dem Druck des Körpergewichts nicht mehr standhalten können. Treten solche Frakturen auf, ohne dass ein Unfall vorausgegangen ist, weist das im Regelfall auf ein osteoporotisches Geschehen hin. So können alltägliche Aktivitäten wie Heben, Bücken oder sogar Husten zu einem Bruch führen.

Glücklicherweise läuft ein solcher Knochenbruch normalerweise deutlich weniger dramatisch ab als ein Wirbelbruch, der nicht auf eine Osteoporose zurückzuführen ist. Während ein gesunder Wirbel bei einem Unfall birst oder splittert, sackt die brüchige Substanz eines osteoporotisch veränderten Wirbels einfach in sich zusammen. Das hat zur Folge, dass der Wirbel an Höhe verliert, doch es entstehen normalerweise keine Fragmente, die in den Wirbelkanal eindringen. Der Wirbel hat dann eine keilförmige Form, wobei die Rückseite intakt bleibt und der Wirbelkanal nicht verletzt wird. Man nennt das eine stabile Wirbelkörperfraktur.

So ein Keilwirbel tritt in der Regel nicht einzeln auf, sondern es kommt mehrmals hintereinander zu gleichen Brüchen. Die Wirbelsäule krümmt sich nach vorn (Hyperkyphose), die Körpergröße nimmt ab. Die Brustwirbelsäule krümmt sich, der Bauch wölbt sich nach vorn. Im Volksmund wird das als „Witwenbuckel" bezeichnet.

Die Schmerzen, die körperlichen Einschränkungen und die Änderung des Erscheinungsbildes werden von vielen Betroffenen weitgehend als „normale" Alterserscheinungen akzeptiert. Dieser fortgeschrittene Zustand einer im Wesentlichen unbehandelten Osteoporose ist inzwischen jedoch immer seltener zu sehen. Denn mittlerweile ist es möglich, durch die Messung der Knochendichte (DEXA-Methode) eine Osteroporose frühzeitig zu diagnostizieren.

Die Osteoporose betrifft vor allem ältere Menschen, insbesondere Frauen nach der Menopause, denn der Verlust von Östrogen nach den Wechseljahren beschleunigt den Knochenabbau. Auch andere Risikofaktoren wie eine kalziumarme Ernährung, Bewegungsmangel und genetische Veranlagung tragen zur Entstehung von Osteoporose bei.

Die Behandlung von durch Osteoporose bedingten Rückenschmerzen konzentriert sich darauf, Frakturen zu verhindern und die Schmerzen zu lindern. Dies beinhaltet die Einnahme von knochenstärkenden Medikamenten, zum Beispiel Bisphosphonate, die Zufuhr von Kalzium und Vitamin D sowie eine gezielte Bewegungstherapie zur Stärkung der Rückenmuskulatur, um die Stabilität der Wirbelsäule zu fördern. Nur in schweren Fällen, bei denen Kompressionsfrakturen aufgetreten sind, wird ein operativer Eingriff in Betracht gezogen, um die Wirbel zu stabilisieren.

Entzündliche Erkrankungen

Erkrankungen wie Morbus Bechterew (Spondylitis ankylosans), rheumatoide Arthritis und Psoriasis-Arthritis haben entzündliche Prozesse gemeinsam, die in den Gelenken der Wirbelsäule oder den umliegenden Strukturen auftreten und zu Schmerzen sowie Funktionsstörungen führen.

Der Morbus Bechterew ist eine chronisch-entzündliche Erkrankung der Wirbelsäule, die vor allem die Iliosakralgelenke und die kleinen Facettengelenke betrifft. Er gehört zu den sogenannten Spondyloarthritiden, einer Gruppe von Erkrankungen, die durch Entzündungen in der Wirbelsäule und den Gelenken gekennzeichnet ist.

Die Rückenschmerzen beginnen häufig schleichend und sind nachts oder in den frühen Morgenstunden besonders intensiv. Betroffene leiden oft unter einer morgendlichen Steifigkeit, die durch Bewegung nachlässt. Charakteristisch für Morbus Bechterew ist eine Verbesserung der Symptome durch körperliche Aktivität und eine Verschlimmerung in Ruhe. Mit dem Fortschreiten der Krankheit kann es zu einer Verknöcherung der Wirbelsäule kommen, die die Beweglichkeit stark einschränkt und im Röntgenbild als sogenannte Bambuswirbelsäule sichtbar wird. Der Morbus Bechterew tritt häufig bei jungen Erwachsenen auf, in der Regel zwischen dem 20. und 40. Lebensjahr. Männer sind häufiger betroffen als Frauen. Bei den Ursachen spielt eine genetische Veranlagung eine Rolle, so tragen viele Betroffene das Gen HLA-B27.

Die Rheumatoide Arthritis (RA) ist eine systemische Autoimmunerkrankung, die vor allem die Gelenke betrifft, aber auch Entzündungen in der Wirbelsäule, insbesondere in der Halswirbelsäule, verursachen kann. Die Entzündung der Gelenkinnenhaut (Synovia) führt zu einer Zerstörung des Gelenkknorpels und der Knochensubstanz, was langfristig zu Deformationen und Funktionsverlust führen kann. Die Erkrankung betrifft Menschen jeden Alters, tritt jedoch häufig im mittleren Alter auf. Frauen sind häufiger betroffen als Männer. Die Rheumatoide Arthritis hat eine genetische Komponente, wobei Umweltfaktoren wie Rauchen das Risiko erhöhen. Die Betroffenen leiden unter schmerzhaften, geschwollenen und steifen Gelenken, insbesondere morgens. Diese Gelenksteifigkeit hält oft länger als eine Stunde an. Sind die Gelenke der Wirbelsäule betroffen, treten Rückenschmerzen vor allem im Bereich der Halswirbelsäule auf. Die Patienten klagen außerdem häufig über allgemeine Erschöpfung und Müdigkeit.

Die Psoriasis-Arthritis ist eine chronische entzündliche Erkrankung, die bei Menschen auftritt, die an Schuppenflechte (Psoriasis) leiden. Sie betrifft die Gelenke und die Wirbelsäule, wobei sich Entzündungen ähnlich wie bei anderen Spondyloarthritiden entwickeln können. Die Krankheit kann in jedem Alter auftreten, entwickelt sich aber oft im Alter zwischen 30 und 50 Jahren. Männer und Frauen sind gleichermaßen betroffen. Neben den typischen Hautveränderungen der Psoriasis (rote, schuppende Hautflecken) leiden Patienten unter Schmerzen und Steifheit in den betroffenen Gelenken, oft in den Fingern und Zehen. Rückenschmerzen entstehen, wenn die Wirbelsäule betroffen ist, und ähneln den Schmerzen bei Morbus Bechterew. Die Beschwerden sind morgens oder nach längeren Ruhephasen besonders stark ausgeprägt. Die Behandlung besteht aus entzündungshemmenden Medikamenten wie nichtsteroidalen Antirheumatika (NSAR) und krankheitsmodifizierenden Antirheumatika (DMARDs). In schwereren Fällen werden auch Biologika eingesetzt, die gezielt das Immunsystem regulieren. Zudem ist wie bei jeder Form von Rückenschmerzen regelmäßige Bewegung wichtig sowie Dehnungs- und Kräftigungsübungen, um die Beweglichkeit der Wirbelsäule zu erhalten und die Symptome zu lindern.

DIE MANKE-METHODE

Wie du wahrscheinlich schon festgestellt hast, bin ich ein absoluter Freund davon, wenn Menschen Dinge selbst in die Hand nehmen. Um meinen Patienten die bestmögliche Unterstützung zu bieten, habe ich daher die Manke-Methode entwickelt. Mit ihrer Hilfe kannst du deine Rückenschmerzen aktiv angehen.

Die drei Säulen der Manke-Methode

Zugegeben, nicht jede Ursache für Rückenschmerzen lässt sich durch einen aktiven und bewussten Lebensstil beheben. Allerdings schadet es auch nicht, seinen Lebenswandel zu überdenken und gezielt etwas zu ändern, wenn man unter Rückenschmerzen leidet. Dadurch kann man in der Regel die Probleme positiv beeinflussen. Und wenn es nur dazu dient, dass sich die Symptome nicht weiter verschlimmern. So oder so, mit dem richtigen Wissen, der richtigen Einstellung und vor allem den richtigen Übungen kann jeder seinen Rücken stärken. Aus diesem Grund besteht die Manke-Methode aus drei Säulen: Wissen, mentale Einstellung und Bewegung.

1. Säule: Wissen

Je besser du dich auskennst, desto handlungsfähiger bist du! Es ist also sinnvoll, Experte oder Expertin für den eigenen Rücken zu werden. Und das bist du, wenn du bei diesem Kapitel angelangt bist: Du hast alles erfahren, was du über deinen Rücken wissen musst. Du weißt, wie er aufgebaut ist, wie er funktioniert und dass es in aller Regel nicht die Bandscheiben sind, die bei Rückenschmerzen eine Rolle spielen. Wenn du also für eine Diagnose zum Arzt deines Vertrauens gehst, dann achte auf eine gründliche Anamnese und auf eine gute körperliche Untersuchung. Bringe dein Wissen ein und versuche so viele Hinweise wie möglich zu liefern.

2. Säule: Mentale Einstellung

Veränderungen zu etablieren, dauert lange und erfordert eine ganze Menge Motivation. Diese Tatsache lässt sich auch nicht wegdiskutieren, egal wie sehr wir es versuchen. Und vor allem ist es wichtig, dass die Motivation von dir selbst kommt. Du sollst nicht aus Rücksicht auf andere oder um jemandem zu gefallen, kurzfristig etwas für deinen

Rücken tun. Wir haben bereits über die intrinsische Motivation gesprochen (siehe Seite 29). Mach dir also bewusst: Was ist dein Warum? Ist es vielleicht ganz allgemein der Wunsch, noch lange mobil zu sein? Möchtest du vielleicht in der Lage sein, mit deinen zukünftigen Enkelkindern zu toben? Dann los! Du hast es in der Hand. Und denke immer daran: Sei lieb zu dir selbst. Stress und Druck sind Gift für deinen Rücken und bringen dich nicht weiter. Verlange nicht zu viel von dir und deinem Körper, sondern taste dich langsam an eine Veränderung heran.

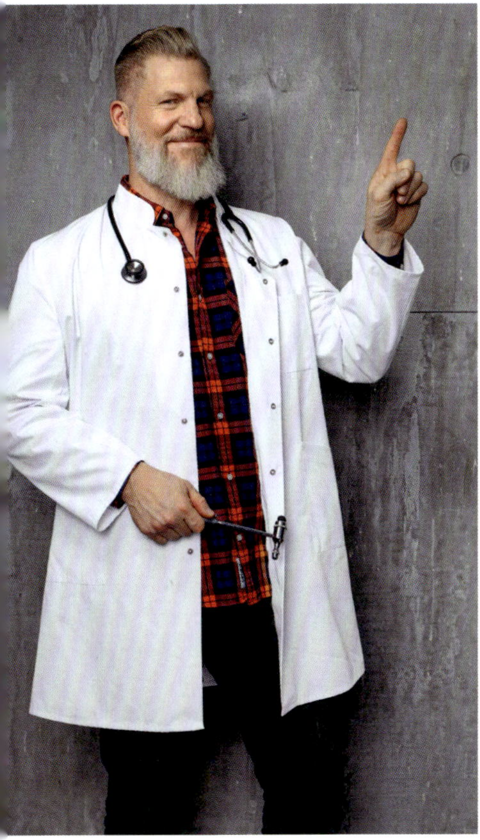

3. Säule: Bewegung

Stärke deine Rückenmuskulatur und trainiere mit gezielten Übungen spezifische Problembereiche. Denn je aktiver dein Lebensstil ist und je abwechslungsreicher du dich bewegst, desto wahrscheinlicher ist es, dass dein Rücken kräftiger wird und du weniger Schmerzen hast. Am besten machst du dir dazu eine Art Wochenplan, in dem du notierst, an welchem Tag welche Rückenübungen dran sind. Hänge ihn an einen Platz in deinem Zuhause, den du oft vor Augen hast. Der Badezimmerspiegel, die Wand neben der Eingangstür oder der Kühlschrank eignen sich hierzu erfahrungsgemäß besonders gut. Das klingt nach Grundschule, denkst du? Das mag sein, aber allein dieser simple Trick der Visualisierung kann schon helfen, dass du jeden Tag deine Übungen durchziehst. Und damit das Ganze nicht eintönig wird, bietet dir mein Programm einen Mix aus unterschiedlichsten Übungen, die dir dabei helfen, deinen Rücken zu kräftigen, zu dehnen und sogar zwischendurch im Büro oder unterwegs zu mobilisieren. Ab Seite 104 findest du das Programm mit ausführlichen Beschreibungen der Übungen.

DER RÜCKEN – MEHR ALS NUR DIE WIRBELSÄULE

Die Wirbelsäule ist als Hauptelement des Rückens das zentrale Stütz- und Bewegungsorgan des menschlichen Körpers. Allerdings ist sie nicht allein verantwortlich dafür, dass sie gut funktionieren kann. Wir dürfen nie die anderen Komponenten des Bewegungsapparates außer Acht lassen.

Unser Bewegungsapparat

Die Wirbelsäule steht in enger Wechselwirkung mit den umliegenden Muskeln, Bändern, Gelenken und Nerven. Aber auch Veränderungen oder Funktionsstörungen in anderen Körperteilen beeinflussen ihre Stabilität. Leider wird dies bei der Behandlung von Rückenschmerzen so gut wie nie erkannt.
Unser Körper unterliegt verschiedenen Regelkreisen: Von unten nach oben und gleichzeitig von oben nach unten können Veränderungen in einem Bereich das gesamte System Rücken schwächen. Wenn man diese Wechselwirkung kennt, ergeben sich daraus ganz konkrete Möglichkeiten, unseren Rücken zu stabilisieren, ohne direkt an ihm anzusetzen.

Die Füße

Unsere Füße bilden das Fundament des Körpers und tragen das gesamte Körpergewicht. Störungen in den Füßen, wie zum Beispiel Knick-Senk-Spreizfüße, Plattfüße, Hohlfüße oder eine andere Fehlstellung des Fußgewölbes, können eine Kettenreaktion auslösen, die den gesamten Bewegungsapparat in Mitleidenschaft zieht.
So kann ein Knick-Senk-Spreizfuß zu einer funktionellen Beinverkürzung führen. Schließlich verändern sich beide Füße nicht zeitgleich. Wenn auf der einen Seite das Fußgewölbe noch seine angedachte anatomische Form hat, es auf der anderen Seite aber abgeflacht ist, dann wird das Bein auf der veränderten Seite funktionell kürzer, auch wenn es anatomisch nicht der Fall ist. In der Folge verteilt sich das Körpergewicht etwas anders, was wiederum zu einer ungleichmäßigen Belastung der Knie-, Hüft- und schließlich der Wirbelsäulengelenke führt.
Bei Menschen mit Plattfüßen ist das Fußgewölbe abgeflacht, der Fußrand knickt nach innen (Überpronation) und damit auch das Sprunggelenk, was

wiederum die Belastung auf Knie- und Hüftgelenke erhöht. Dadurch verändert sich die Beckenstellung, was eine ungleichmäßige Belastung der Lendenwirbelsäule zur Folge hat.
Bei Hohlfüßen ist das Fußgewölbe zu stark ausgeprägt, der Fuß kippt tendenziell nach außen (Supination) und der Gang sowie die Körperhaltung werden beeinflusst. Das kann ebenfalls zu einer ungleichen Belastung der unteren Extremitäten und der Wirbelsäule führen und Rückenschmerzen verursachen.

Die Knie

Eine Fehlstellung oder Verletzung des Knies verändert die Körperhaltung und die Gangmechanik, was zu einer Fehlbelastung der Wirbelsäule führen kann. Gerade bei Kniegelenksverschleiß (Gonarthrose) versuchen die Betroffenen oft, das schmerzende Knie zu entlasten, indem sie ihr Gewicht auf das andere Bein verlagern. Dadurch werden Becken und Lendenwirbelsäule ungleich belastet, was langfristig Rückenschmerzen verursachen kann. Ist die Beweglichkeit des Knies eingeschränkt, wirkt sich das auf Bewegungen des Oberkörpers aus, was wiederum Verspannungen und Schmerzen im Rücken zur Folge haben kann.

Beine und Becken

Die Beinachse, das ist die Ausrichtung von Oberschenkel, Knie und Unterschenkel, verläuft zwischen Sprung- und Hüftgelenk. Bei einer „normalen" Beinachse sind Knie und Füße im Stand gerade ausgerichtet. Bei einer Kniefehlstellung wie X-Beinen oder O-Beinen ist das nicht der Fall, was zu einer ungleichen Belastung der Knie-, Hüft- und Wirbelsäulengelenke führen kann.
Die Hüfte spielt eine zentrale Rolle in der Verbindung zwischen den Beinen und dem Oberkörper. Veränderungen oder Erkrankungen im Hüftgelenk, wie zum Beispiel Hüftarthrose oder Hüftdysplasie (Fehlbildung des Hüftgelenks), können die Stabilität und Funktion der Wirbelsäule erheblich beeinträchtigen. Gerade wenn das Hüftgelenk aufgrund von Arthrose schmerzt oder in seiner Beweglichkeit eingeschränkt ist, passen Betroffene oft ihre Gangart und Körperhaltung an, um die Schmerzen zu reduzieren. Diese Veränderungen im Gangbild können die Beckenstellung beeinflussen, was die Lendenwirbelsäule ungleich belastet. Gleichzeitig versucht der Körper die eingeschränkte Beweglichkeit auszugleichen, indem er alle Möglichkeiten zur Bewegungsverbesserung an anderen Stellen mobilisiert. So können sowohl die kleinen Wirbelkörpergelenke wie auch die Bandscheiben, in erster Linie aber das Kreuzdarmbeingelenk auf Dauer überstrapaziert werden. Was wiederum Rückenschmerzen verursacht.
Sind die Beine unterschiedlich lang, sei es durch anatomische Unterschiede, durch eine Fehlstellung der Hüfte oder

DER BEINSCHWACHE RENTNER

Paul, ein rüstiger Rentner Mitte 70, kam vor zehn Jahren in meine Praxis. Er war gerade in Rente gegangen und wollte nun den Erfolg seiner Arbeit auskosten. Nur quälten ihn damals Schmerzen, weil er in seinen fast 40 Jahren Berufsleben als Speditionskaufmann seinen Bewegungsausgleich sehr vernachlässigt hatte. Eine sitzende Tätigkeit und eine nennen wir es mal nicht ausgewogene Ernährung hatten Spuren hinterlassen. Dazu kam, dass jede körperliche Belastung Paul wie eine alte Dampflokomotive schnaufen ließ. Paul musste umdenken und ich musste ihn dazu motivieren. Ich legte ihm ans Herz, regelmäßig spazieren zu gehen. Das hat funktioniert. Es waren zwar langsame, aber stetige Erfolge zu verzeichnen. Sein Bauch wurde kleiner, während die Spazierstrecke immer größer wurde. Bis Anfang des letzten Jahres. Da kam Paul zu mir und berichtete, dass er zwar immer noch seine angestammte Strecke zum Biergarten gehen könne, auf dem Weg aber immer öfter Pause machen müsse, weil seine Beine so schwach seien. Sein Hausarzt habe eine mögliche Durchblutungsstörung der Beine durch einen Gefäßarzt ausschließen lassen. Jetzt solle er sich beim Orthopäden seines Vertrauens vorstellen.

Als Paul zum ersten Mal zu mir gekommen war, ergab die körperliche Untersuchung ein deutliches Hohlkreuz im Bereich Lendenwirbelsäule. Es bestand also eine Hyperlordose. Sie war auch jetzt noch vorhanden, wenn auch durch den Verlust des Bauches nicht mehr ganz so stark. Aber da ich weiß, dass eine Fehlhaltung über Jahre strukturelle Probleme und Verschleiß verursachen kann, musste Paul ins MRT. Das Ergebnis: Es bestand eine Spinalkanalstenose, die noch nicht absolut einengend war, aber auf dem Weg dahin.

Ich verordnete Paul Übungen, die sein Hohlkreuz abschwächen, außerdem eine Orthese, die den Bereich der Lendenwirbelsäule stabilisiert. Wahrscheinlich wird noch die eine oder andere epidurale Injektion nötig sein. Und so spaziert Paul weiterhin, wenn auch hin und wieder in meine Praxis.

unfallbedingt, kann dies zu einem Beckenschiefstand führen. Die Wirbelsäule versucht, diesen auszugleichen, was sich in einer seitlichen Krümmung der Wirbelsäule (Skoliose) äußern kann.

Schultern und Nacken

Der Schulter- und Nackenbereich ist eng mit der Halswirbelsäule verbunden. Veränderungen in der Haltung oder Verletzungen der Schultern können den Nackenbereich und somit die Stabilität der gesamten Wirbelsäule beeinträchtigen. So können nach vorn gezogene Schultern, wie sie häufig bei Menschen mit sitzenden Tätigkeiten oder einer schlechten Körperhaltung auftreten, zu einem Ungleichgewicht der Muskulatur führen, die die Halswirbelsäule stabilisiert. Dies wirkt sich ungünstig auf die Kraftverteilung der oberen Wirbelsäule aus. Schulterverletzungen, die die Beweglichkeit der Schultern einschränken, können die Bewegungen des Oberkörpers beeinträchtigen. Um dies auszugleichen, müssen die Hals- und Brustwirbelsäule kompensatorisch wirken, werden also übermäßig belastet.

GANZHEITLICHER BLICK

Bei der Behandlung von Rückenschmerzen ist es wichtig, den gesamten Bewegungsapparat zu berücksichtigen. Auch potenzielle Störungen oder Erkrankungen in anderen Körperbereichen sollten als Ursache für die Schmerzen in Betracht gezogen werden.

Kiefer

Während die Füße das Fundament der Wirbelsäule sind, bilden die Kiefergelenke den Abschluss am oberen Ende. Die Kiefergelenke sind funktionell mit der Nackenmuskulatur verbunden und Funktionsstörungen können Rücken- und Nackenprobleme verursachen. Solche Funktionsstörungen der Kiefergelenke werden als craniomandibuläre Dysfunktion (CMD) bezeichnet, sie können zum Beispiel durch eine Fehlstellung des Bisses oder Zähneknirschen entstehen. Ein „Fehlbiss“ kann die Nackenmuskulatur und die Halswirbelsäule belasten und Menschen, die nachts mit den Zähnen knirschen, entwickeln häufig Verspannungen in der Kiefermuskulatur, die sich über muskuläre Ketten bis in den Nacken und die Schultern ausbreiten können. Betroffene kompensieren die Fehlstellung oft durch eine veränderte Kopf- und Nackenhaltung, was das dynamische Gleichgewicht stört und so langfristig zu Schmerzen und Funktionsstörungen in der Wirbelsäule führen kann.

Sonderfall Tinnitus

Nicht zu vergessen ist der Tinnitus – der zwar kein Gelenk ist, aber trotzdem das System Rücken durch verschiedene Mechanismen beeinflusst und auch erheblich stören kann.

Stress und Anspannung: Tinnitus, insbesondere chronischer Tinnitus, kann bei Betroffenen erheblichen Stress verursachen. Dieser Stress kann Muskelverspannungen im Nacken- und Schulterbereich hervorrufen, die sich auf den Rücken ausdehnen können. Und stressbedingte Muskelverspannungen sind, wie wir bereits mehrfach festgestellt haben, eine häufige Ursache für Rückenschmerzen.

Fehlhaltung und Muskelungleichgewicht: Menschen mit Tinnitus neigen oft dazu, eine angespannte Körperhaltung einzunehmen, besonders im Kopf- und Nackenbereich. Viele spannen unbewusst Kopf und Nacken an, um den Ohrgeräuschen zu entkommen oder sich zu konzentrieren. Diese Anspannung kann zu einer Überlastung der Nackenmuskulatur führen und in der Folge Rückenschmerzen hervorrufen, insbesondere im oberen Rücken.

Schlafprobleme: Tinnitus kann Schlafstörungen verursachen, was langfristig Erschöpfung und Muskelverspannungen zur Folge hat. Eine schlechte Schlafqualität, unruhiger Schlaf und möglicherweise ungünstige Schlafpositionen können die Wirbelsäule belasten und Rückenschmerzen verstärken.

Fazit

Die Stabilität der Wirbelsäule und das Wohlbefinden des gesamten Rückens hängen eng mit der Funktion und Gesundheit anderer Körperteile zusammen. Es ist daher wichtig, bei der Behandlung von Rückenschmerzen den gesamten Bewegungsapparat zu berücksichtigen. Eine ganzheitliche Herangehensweise ist oft der Schlüssel für eine langfristige Linderung und Stabilität.

Welche Rolle spielt das Gewicht?

Es gibt adipöse, normal- und untergewichtige Patienten mit Rückenschmerzen und selbst der durchtrainierte Bodybuilder ist nicht davor geschützt. Dass Menschen mit Normalgewicht wenig oder keine Rückenschmerzen bekommen, lässt sich also nicht pauschalisieren. So ist Abnehmen keinesfalls ein Allheilmittel für Rückenschmerzen.

Risikofaktor Übergewicht

Allerdings ist Übergewicht auf jeden Fall ein Risikofaktor für Rückenschmerzen, so wie für viele andere Erkrankungen auch. Schauen wir uns etwas genauer an, wie sich Übergewicht auf die Rückengesundheit auswirkt.

Erhöhte Belastung der Wirbelsäule: Die zusätzlichen Kilos üben Druck auf die Wirbelkörper, Bandscheiben und Gelenke der Wirbelsäule aus. Besonders die Lendenwirbelsäule wird stark belastet, da sie das meiste Körpergewicht trägt. Diese anhaltende Überlastung kann zu einem schnelleren Verschleiß der Strukturen führen.

Ungünstige Körperhaltung: Übergewichtige Menschen neigen dazu, eine ungünstige Körperhaltung einzunehmen, um das zusätzliche Gewicht auszugleichen. Beispielsweise können sie einen verstärkten Hohlrücken (Hyperlordose) entwickeln, um das Gewicht im Bauchbereich zu kompensieren. Diese Fehlhaltung belastet die Rückenmuskulatur, Bänder und Wirbelgelenke und führt gleichzeitig zu einem muskulären Ungleichgewicht.

Schwächung der Bauch- und Rückenmuskulatur: Übergewicht hat häufig eine negative Auswirkung auf die Muskelkraft und Ausdauer der Bauch- und Rückenmuskulatur, da sich Betroffene weniger bewegen oder kaum körperlich aktiv sind. Schwache Muskeln können die Wirbelsäule nicht ausreichend stützen, was zu Instabilität und damit zu Rückenschmerzen führen kann.

Erhöhtes Risiko für Bandscheibenvorfälle: Das zusätzliche Gewicht erhöht den Druck auf die Bandscheiben, die als Stoßdämpfer zwischen den Wirbelkörpern fungieren. Dies kann die Bandscheiben schädigen und zu einem Bandscheibenvorfall führen.

Erhöhtes Risiko für Arthrose an der Wirbelsäule: Arthrose betrifft die kleinen Facettengelenke der Wirbelsäule, die für die Beweglichkeit verantwortlich sind. Wenn diese Gelenke überlastet werden, kommt es zu Entzündungen und degenerativen Veränderungen, die Schmerzen und Bewegungseinschränkungen verursachen können.

Erhöhtes Risiko für Entzündungen: Übermäßiges Fettgewebe im Bauchraum ist oft mit einem erhöhten entzündlichen Zustand im Körper verbunden. Fettzellen produzieren entzündungsfördernde Stoffe, die nicht nur Gelenke, sondern auch die Rückenmuskulatur und Bänder beeinträchtigen können.

Beeinträchtigte Beweglichkeit: Mit einer gewissen Körperfülle fallen alltägliche Bewegungen wie Bücken, Drehen oder Heben schwerer. Die eingeschränkte Beweglichkeit hat oft falsche Bewegungsmuster zur Folge, woraus eine unnatürliche (Fehl-)Belastung des Rückens resultiert.

Fazit

Wer ab und an mal Rückenschmerzen hat, dem reichen die Übungen in diesem Buch, insbesondere die Core-Übungen (siehe Seite 128). Wer aber bei bestehendem Übergewicht permanent unter Rückenschmerzen leidet, sollte in Erwägung ziehen abzunehmen. Denn es ist bewiesen, dass eine Kombination aus Gewichtsreduktion, Bewegung und Stärkung der Rückenmuskulatur langfristig helfen kann, rückenschmerzfrei zu werden.

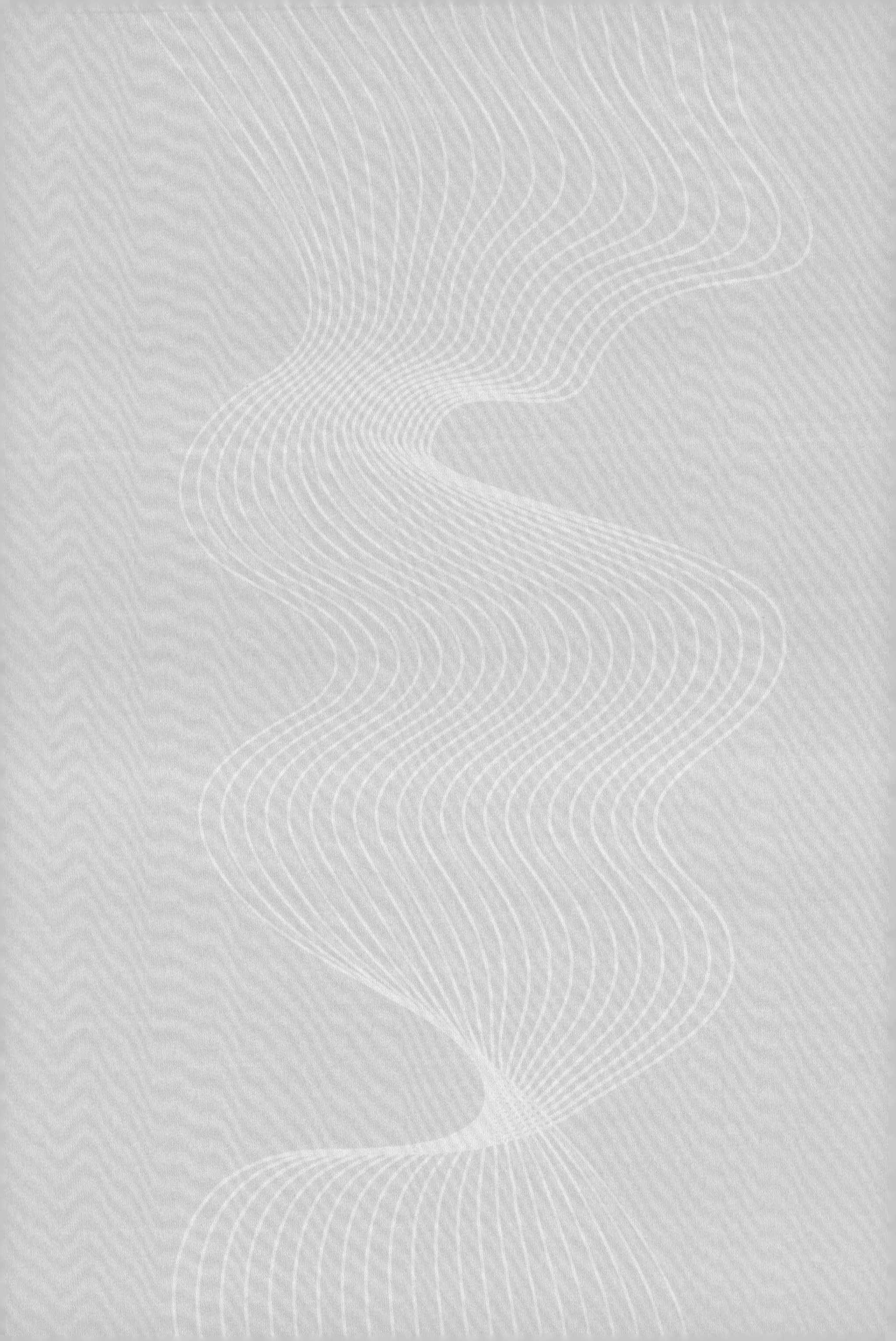

DEN RÜCKEN GUT BEHANDELN

Rückenschmerzen können einem das Leben schwer machen. Allerdings macht unser Lebensstil es unserem Rücken meistens noch viel schwerer! Ernährung, Bewegung, Schlafhygiene und Stressmanagement sind wichtige Faktoren, die unsere Rückengesundheit beeinflussen.

GESCHMEIDIG GEHEN FÜR DEN RÜCKEN

Das Gehen ist eine der grundlegendsten Bewegungen des Menschen und spielt eine wichtige Rolle für die Gesundheit des gesamten Körpers, insbesondere des Rückens. Schauen wir uns daher einmal an, wie wir gehen.

Wie gehen wir?

Wir sehen das Gehen in der Regel als etwas ganz Natürliches an, das uns in die Wiege gelegt wurde. Auf den Gedanken, dass das falsche Gehen oder eine ungünstige Körperhaltung beim Gehen erheblich negative Auswirkungen auf den Rücken haben und bestehende Rückenschmerzen verschlimmern oder sogar auslösen kann, sind bis dato die wenigsten gekommen.
Du weißt bereits, dass der Rücken mehr als nur die Wirbelsäule ist und auf dem anatomischen Fundament „Füße" beruht. Nun ist es an der Zeit, diesen Punkt etwas ausführlicher zu beleuchten. Und zwar einzig und allein mit dem Ziel, dass du in Zukunft für deinen Rücken geschmeidiger gehst. Unsere Füße sind nämlich ein bewegungstechnisches Wunderwerk.

Wunderwerk Füße

Bedingt durch die Evolution haben unsere Füße eine optimale Form und Funktion entwickelt, um den Anforderungen des Gehens auf unterschiedlichen Untergründen und in verschiedenen Umgebungen gerecht zu werden. Im Idealfall zeigt sich im Vorfußbereich das Quergewölbe und auf der Innenseite im Verlauf von vorn nach hinten das sogenannte Längsgewölbe.

Fußlängsgewölbe und Fußquergewölbe

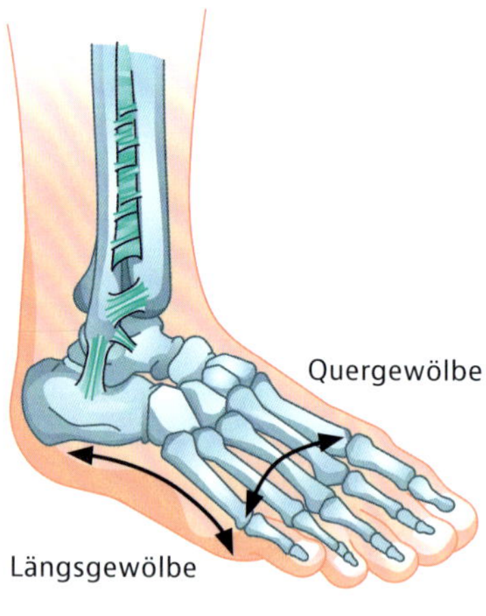

Aufbau des Fußes

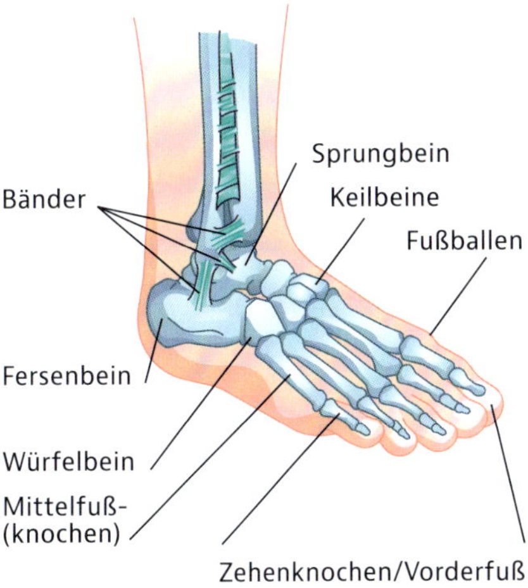

Die vielen Fußknöchelchen sind so zueinander ausgerichtet, dass sich der Druck optimal über das gesamte Skelett verteilt. Die einzelnen Knochen sind über Bänder miteinander fixiert, das ergibt eine gewisse Basisstabilität. Der wichtigste Stabilisierungsfaktor ist jedoch die große Anzahl von großen und kleinen Fußmuskeln. Insgesamt befinden sich an jedem Fuß etwa 20 Muskeln. Diese müssen trainiert werden. Dafür haben wir an jedem Fuß im Regelfall fünf Zehen: Mit jeder Bewegung aktivieren wir unsere Fußmuskeln und jede Muskelaktivität stärkt den Muskel.

Bewegung, aber richtig

Damit kommen wir gleich zur nächsten Frage: Wann gibst du deinen Füßen die Möglichkeit, sich aktiv zu bewegen? Beim Barfußgehen. Und wann hast du dies das letzte Mal bewusst getan? Genau – dachte ich es mir doch! Du weißt vermutlich, was mit unseren in Schuhen gefangenen Füßen über die Monate und Jahre passiert: Sie verlieren an Stabilität und sowohl Längs- und Quergewölbe flachen ab. Dies geschieht natürlich nicht symmetrisch, sondern meist auf der einen Seite stärker als auf der anderen Seite. Und wir wissen bereits, wie der Körper auf die unterschiedliche funktionelle Beinlänge (siehe Seite 68) reagiert: Er bleibt still und meckert nicht, sondern ist für uns da und reagiert eigenständig mit einer Veränderung der Körperstatik – die einen negativen Einfluss auf unsere Rückengesundheit hat.

Geeignetes Schuhwerk

Abhilfe schafft eine individuelle orthopädische Schuheinlage sowie die Auswahl des richtigen Schuhwerks. Denn das Tragen von ungeeignetem Schuhwerk wirkt sich negativ auf die Rückenstabilität aus. Ein hochhackiger Schuh erhöht den Druck auf den Vorfuß und begünstigt so die Entwicklung eines Spreizfußes. Gleiches trifft auf zu breite Schuhe zu: Der Fuß nimmt sich den Platz, der ihm zur Verfügung gestellt wird – und flacht in seinem Quergewölbe ab. Jede Fußdeformität kann Einfluss auf die Rückenstabilität nehmen.

Verbreitet – der Fersengang

Das gilt übrigens auch für unseren Gang, der mittlerweile deutlich von dem abweicht, wie er ursprünglich gedacht war. Viele von uns sind Fersenläufer, das heißt, die Ferse ist der Anteil des Fußes, der beim Auftreten als Erstes den Boden berührt. Man hört dementsprechend immer ein dumpfes Auftrittgeräusch. Die Evolution hat unserem Fuß jedoch das Längs- und Quergewölbe verliehen, damit die Energie, die beim Aufsetzen des Fußes entsteht, abgefedert und umgewandelt wird: in eine Energie, die uns beim Abstoßen vom Boden hilft. Das ist die Federwirkung der beiden Gewölbe. Leider hat sich in vielen Fällen dieses ursprüngliche Gangbild aufgrund unseres Schuhwerks verändert. Schuhe mit einer guten Dämpfung mindern die Belastung am Fuß, die sich über die „Beinkette" und über das Knie- und Hüftgelenk in die Wirbelsäule fortsetzt, so haben wir uns den Fersengang angewöhnt. Das ist besonders problematisch, wenn wir barfuß oder mit nicht dämpfendem Schuhwerk unterwegs sind und dabei unseren Fuß genauso aufsetzen wie in einem gut gedämpften Schuh. Der Fersengang führt zu einer vermehrten Stoßbelastung in der Wirbelsäule und alle dortigen Strukturen inklusive der Bandscheiben und Gelenke werden dadurch stärker belastet. Und dies kann auf Dauer zu einem schnelleren Verschleiß führen.

Geschmeidig – der Ballenfußgang

Was schafft in diesem Falle Abhilfe? Die Antwort ist: ein geschmeidiger Gang. Uns wurde nämlich eigentlich der sogenannte Ballenfußgang in die evolutionäre Wiege gelegt. Hierbei tritt man als Erstes mit dem Vorfuß beziehungsweise mit dem Ballen auf, anschließend folgen Mittelfuß und Ferse. Durch diesen Ablauf wird die Schrittlänge automatisch kleiner und der Gang weitestgehend geräuschlos. Sowohl das Auftreten als auch das Abstoßen vom Boden geschieht über den Ballen. Indem die Zehen bei diesem Vorgang aktiv in die Bewegung eingreifen, federn sie zusammen mit den beiden Gewölben die Bewegungsenergie ab und wandeln sie in Abstoßenergie um.

Und so viel vorweg: Bitte glaub nicht, dass dich das Tragen eines Barfußschuhs automatisch zu einem erfahrenen Barfußläufer macht. Wenn du dich in diesem Schuh mit der sehr flexiblen Sohle wie in einem Schuh mit dicker und dämpfender Sohle bewegst, dann werden deine Gelenke und deine Wirbelsäule durch den Fersengang schmerzen. Der geschmeidige Gang kommt nicht von alllein, er benötigt Übung und muss in der Anfangsphase sehr bewusst stattfinden. Du solltest das Gehen also nie als selbstverständliche Leistung deines Körpers ansehen. Stattdessen ist es wichtig, achtsam zu sein und sich möglichst flüssig zu bewegen.

SCHLAF UND RÜCKENGESUNDHEIT

Wir schlafen etwa acht Stunden pro Nacht, in denen wir nicht bewusst auf unsere Haltung achten können. Umso wichtiger, dass wir die besten Voraussetzungen für einen rückenfreundlichen Schlaf schaffen.

Wie sich der Schlaf auf die Rückengesundheit auswirkt

Wir haben bereits festgestellt, dass die nächtliche Ruhe ein ausschlaggebender Faktor ist, wenn es um die Rückengesundheit geht (siehe Seite 28). Denn wer schlecht schläft, neigt zu Verspannungen, und wer Schmerzen hat, findet nur schwer zur Ruhe. Weil das noch nicht genug ist, haben wir außerdem aufgedeckt, dass chronischer Stress unsere Schlafqualität negativ beeinflusst, wir aber einen gesunden Schlaf brauchen, um Stress abzubauen. Kein Wunder also, dass Rückenschmerzpatienten ganz besonders auf gute Voraussetzungen für einen erholsamen Schlaf achten sollten. Aber wie genau sehen diese Voraussetzungen aus? Gehen wir sie einmal gemeinsam durch.

Die richtige Abendroutine

Während des Schlafs verändern wir unsere Haltung etwa 30 bis 60 Mal. Dieses Drehen und Wenden ist wichtig, weil der Körper sonst auch in der Nacht zu einseitig belastet würde. Wir bewegen uns im Schlaf also intuitiv – was wieder zeigt, dass unser Körper tatsächlich immer und immer wieder Bewegung braucht. Selbst wenn wir ruhen.

Moderate Bewegung: Es ist sinnvoll, sich am frühen Abend noch einmal moderat zu bewegen, zum Beispiel Yoga, leichte Kraftübungen oder einen Spaziergang zu machen, um Stresshormone zu reduzieren. Doch beachte: Jeder Sport, der den Körper zusätzlich unter Stress setzt, wie zum Beispiel sehr intensives und langes Ausdauertraining, sollte nicht direkt vor dem Zubettgehen stattfinden, da dies die Schlafqualität beeinträchtigen kann.

Genügend trinken: Achte außerdem darauf, dass du im letzten Tagesdrittel genügend Wasser trinkst, denn die Bandscheiben erholen sich im Liegen von der Tagesbelastung und nehmen verstärkt Flüssigkeit auf. Das können sie nur, wenn deine Speicher voll sind!

Bildschirme bleiben aus: So, und nun kommt die Nachricht, die im Medienzeitalter niemand mehr hören möchte: Smartphone und Tablet bleiben in der Zeit vor dem Einschlafen am besten in einer Schublade! Und zwar aus zwei Gründen: Wenn wir nämlich wie ein Fragezeichen auf der Couch hängen und uns durch witzige Tiervideos oder Nachrichten scrollen, verspannt unsere Rücken- beziehungsweise vor allem die Halswirbelsäulenmuskulatur. Diese Verspannungen nehmen wir dann mit ins Bett und wen wundert's – wir schlafen schlechter. Außerdem sorgt das blaue Licht der Bildschirme dafür, dass unser Gehirn nicht mit der Melatonin-Ausschüttung startet. Melatonin ist das Schlafhormon, das dafür sorgt, dass wir müde werden, wenn es dunkel wird.

Die richtige Schlafposition

Da wir während der Nacht unbewusst immer wieder unsere Schlafposition verändern, lässt sich tatsächlich nur die Einschlafposition bewusst beeinflussen. Das ist nicht schlimm, denn wenn der natürliche Positionswechsel nicht verhindert wird, zum Beispiel durch zu tiefes Einsinken in einer zu weichen Matratze, dann sorgt unser Körper normalerweise selbst für den Ausgleich, wenn wir mal in einer ungünstigen Haltung liegen. Grundsätzlich kann man aber sagen, dass für eine optimale Erholung der Bandscheiben, Muskeln und Bänder gesorgt ist, wenn die Wirbelsäule in ihrer natürlichen Form gelagert wird.

Das Schlafen auf dem Rücken: Das Schlafen auf dem Rücken ist ergonomisch betrachtet eine sehr gute Position. Aber es besteht die Gefahr, dass der Oberkörper oder die Beine verdreht liegen und somit der Verlauf der Wirbelsäule aus dem Lot gerät. In Kombination mit einer falschen Matratze kann bei Rückenschläfern ein unangenehmer Druck auf Schulter- und Hüftbereich entstehen.

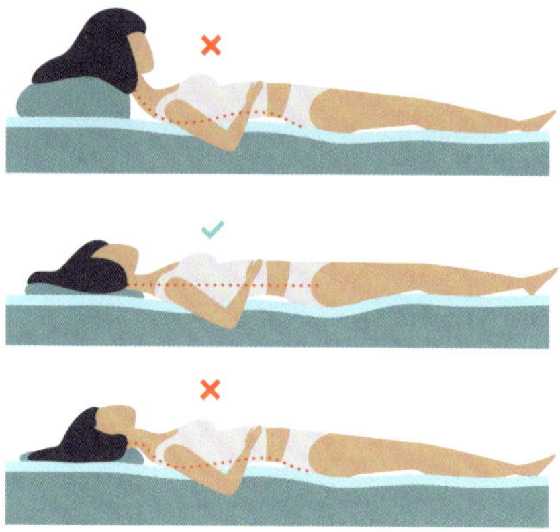

Das Schlafen auf dem Bauch: Die Bauchlage ist ergonomisch betrachtet eine eher ungünstige Schlafposition, da der Kopf zur Seite gedreht werden muss, damit man gut atmen kann. Dadurch wird insbesondere die Halswirbelsäule belastet. Wer auf dem Bauch schläft, sollte daher bei der Wahl von Matratze, Kopfkissen und Lattenrost besonders umsichtig sein.

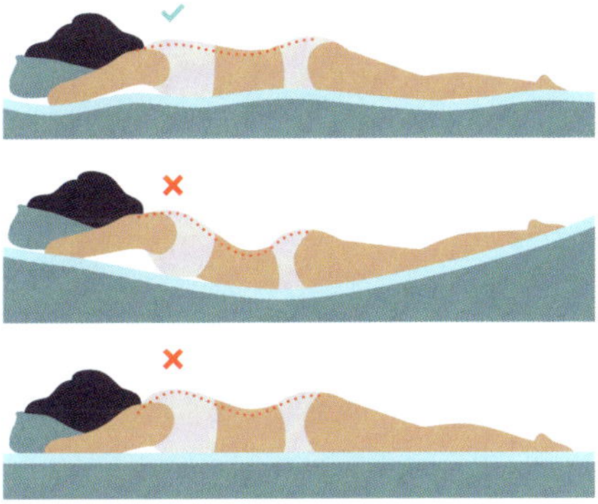

Das Schlafen auf der Seite: Das Liegen auf der Seite ist an sich eine gute Schlafposition, doch es ist darauf zu achten, dass die Wirbelsäule immer eine Gerade bildet. Wenn keine ausreichende Unterstützung vorhanden ist, dann sinkt man zu sehr ein und die Wirbelsäule liegt eher schief. Ist die Matratze hingegen zu fest, kann sie sich nicht an den Körper anpassen und die Wirbelsäule ist leicht geknickt.

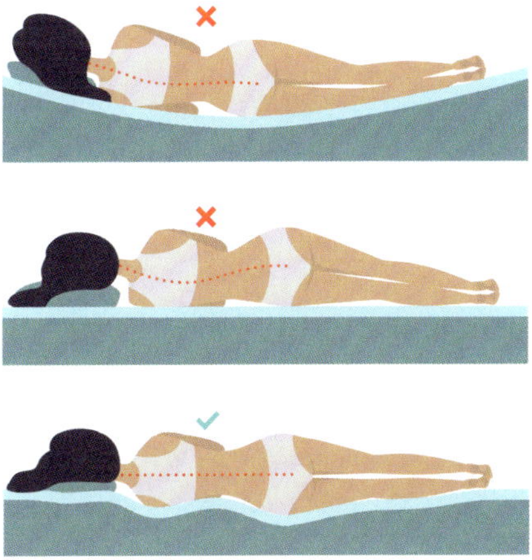

Das passende Equipment

Für ein rückenfreundliches Schlafen ist ein passendes Bett mit einer guten Matratze, dem passenden Kissen und einer flexiblen Unterfederung, also einem hochwertigen Lattenrost, eine absolute Grundvoraussetzung. Dabei sollte die Liegefläche groß genug sein, dass du dich auch wirklich bewegen kannst, ohne aus dem Bett zu purzeln oder deine Mitschläfer beiseiteschieben zu müssen. Als Faustregel kann man sich hier merken: Das Bett sollte pro Person etwa 80 bis 100 Zentimeter breit angelegt und mindestens 20 Zentimeter länger als der größte Schläfer sein.
Wie hart oder weich eine Matratze sein sollte, hängt vom Körpergewicht ab. Schwere Menschen brauchen eher härtere Unterlagen als leichte, damit sie weniger tief einsinken, wobei die Matratze auch nicht zu weich sein darf, da sie sonst den Körper nicht mehr ausreichend unterstützen kann. Am besten beraten bist du bei diesem Thema im Fachhandel. Wichtig: Die Matratze sollte auf jeden Fall punktelastisch sein. Das bedeutet, sie verteilt das Körpergewicht gleichmäßig und gibt an Schultern und Hüfte, wo der Auflagedruck am stärksten ist, nach.

SO SITZT DU RICHTIG

Die meisten von uns verbringen den größten Teil ihrer Zeit im Sitzen. Leider ist unser aller Lieblingsposition auch eine der rückenfeindlichsten. Das muss aber nicht sein! Wenn du einige wenige Punkte beachtest und deine Sitzroutine etwas veränderst, tust du deinem Rücken bereits einen großen Gefallen.

Die richtige Sitzposition

Sitzen: Wir tun es alle viel zu viel und in der Regel falsch. Aber keine Panik, ich fasse mich an dieser Stelle kurz, denn so kompliziert ist das richtige Sitzen gar nicht. So sieht die richtige Sitzposition aus:

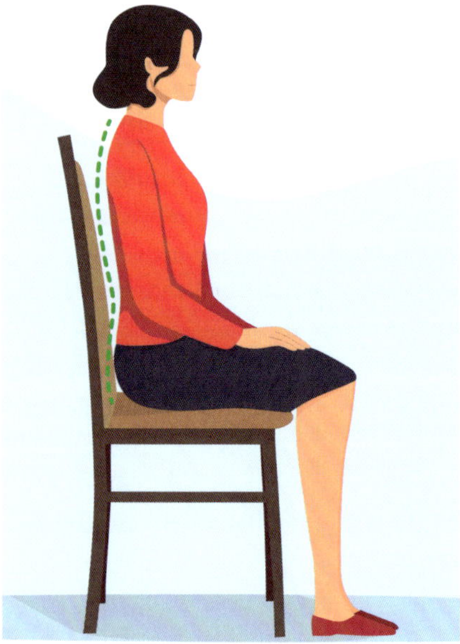

- Sitze möglichst aufrecht mit nach vorn gekipptem Becken und leicht abfallenden Oberschenkeln.
- Die Füße stehen parallel zueinander flach und fest auf dem Boden. Die Oberschenkel bilden einen offenen Winkel von etwa 45 bis 60 Grad.
- Der Schultergürtel ruht ohne muskuläre Anspannung auf dem Brustkorb, das Brustbein ist leicht nach vorn angehoben.
- Der Hinterkopf ist nach hinten oben aufgerichtet, sodass die Halswirbelsäule gestreckt wird.

Vielleicht hast du dir beim Lesen gerade die Frage gestellt, wie man es schafft, diese Sitzposition länger als drei Minuten zu halten, wenn man zum Beispiel am Computer arbeitet. Denn mal ehrlich, genau das ist das Problem: Im Grunde wissen wir ja alle, wie es eigentlich richtig ist. Und dennoch passiert uns Tag für Tag dasselbe: Wir setzen uns an den Schreibtisch, konzentrieren uns auf unsere Haltung und mit jedem Klick, mit jeder E-Mail sacken wir nach und nach in uns zusammen, bis wir am Ende wieder wie ein gefaltetes Fragezeichen vor dem Bildschirm hängen. Was also tun? Ich verrate es dir:

- Als Erstes entknotest du genau jetzt einmal deine Beine! Na, ertappt? Dachte ich es mir doch! Übereinandergeschlagene Beine gehören nämlich verboten, da dies direkt eine Fehlbelastung der Wirbelsäule verursacht.
- Als Zweites empfehle ich dir einen extrem simplen, aber wirkungsvollen Trick: Schreib dir einen kleinen Zettel mit den Worten „Sitz gerade!" und klebe ihn an deinen Monitor, dort, wo du ihn garantiert immer wieder im Blick hast. Ja, du lachst, aber es funktioniert. Denn wie beim geschmeidigen Gehen müssen wir das richtige Sitzen ebenfalls erst einmal über einen längeren Zeitraum bewusst üben. Und das klappt am besten, wenn uns etwas oder jemand immer und immer wieder daran erinnert, dass wir aufrecht sitzen sollen.

Regelmäßige Bewegungswechsel

Es ist jedoch nicht das Ziel, auf Dauer starr in der aufrechten Sitzhaltung zu verharren. Auch die korrekteste Grundposition wird zur statischen Belastung, wenn man zu lange in ihr bleibt. Deshalb ist es bei längerem Sitzen auch wichtig, auf häufige Haltungswechsel zu achten und sich nicht durchgehend nur auf die „richtige" Sitzposition zu konzentrieren.

Wenn du also eine Weile korrekt aufrecht sitzt und dann für einige Zeit auf dem Stuhl herumlümmelst, dich zurücklehnst und die Beine ausstreckst, entlastet das die Bandscheiben. Ebenso wie das Einnehmen der aufrechten Sitzposition nach einer Sitzphase in entspannter Haltung.

Sitzpausen machen

Genauso wichtig wie der Bewegungswechsel ist, regelmäßig aufzustehen. Nutze jede Gelegenheit dafür. Steh auf, beweg dich, geh zum Beispiel einmal den Flur auf und ab und kreise dabei die Schultern. Und nutze die Notfallübungen aus meinem Programm zur schnellen Mobilisation deiner Wirbelsäule (siehe Seite 134) – die sind nämlich perfekt für den Arbeitsalltag oder auf Reisen. Und ja, ich weiß, wir lassen uns die Dokumente aus dem Druckerraum gern von der Kollegin mitbringen, die ja eh gerade dorthin geht. Aber genau hier ist deine Chance! Denn etwa alle 45 bis 60 Minuten solltest du deinen Stuhl einmal verlassen und dich bewegen.

ERNÄHRUNG UND RÜCKENSCHMERZ

Rückenschmerzen können einem beileibe den Appetit verderben, so viel steht fest. Allerdings ist das nicht der einzige Zusammenhang zwischen deiner Ernährung und deiner Rückengesundheit. Denn eine gesunde und ausgewogene Ernährung kann Rückenschmerzen tatsächlich positiv beeinflussen oder ihnen sogar vorbeugen.

Nährstoffe für gesunde Knochen

Eine ungesunde Ernährung ist nicht nur schlecht für unsere Organe und das Herz-Kreislauf-System, sondern sie kann auch Rückenschmerzen begünstigen. Ein Grund dafür ist klar: Eine ungesunde Ernährung begünstigt Übergewicht, das wiederum kontraproduktiv für einen starken Rücken ist, weil es den gesamten Bewegungsapparat belastet. Doch es gibt noch einen weiteren wichtigen Grund: Die bewusste Auswahl der Lebensmittel sorgt im besten Falle dafür, dass du regelmäßig und ausreichend mit allen Nährstoffen versorgt bist, die dein Körper benötigt, um gesund zu sein und zu funktionieren. Diese Nährstoffe unterstützen zum Beispiel den Knochenaufbau und die Muskulatur und wirken vorbeugend, damit Schmerzen gar nicht erst entstehen oder immer seltener auftreten.

Kalzium für stabile Knochen

Kalzium spielt eine entscheidende Rolle für die Knochengesundheit, einschließlich der Wirbelsäule. Denn etwa 98 Prozent des Kalziums sind in unseren Knochen und Zähnen gebunden und halten sie stabil. Das Mineral ist darüber hinaus ein wichtiger Faktor bei der Blutgerinnung und an zahlreichen Funktionen wie der Weiterleitung von Reizen im Nervensystem beteiligt. Befindet sich im Blut zu wenig Kalzium, wird das Kalzium aus den Knochen freigesetzt, was irgendwann zulasten der Knochenfestigkeit geht. Kein Wunder also, dass die häufigste Folge von Kalziummangel Osteoporose ist. Außerdem kann es bei einem Kalziummangel zu Verspannungen der Muskeln und zu Fehlern bei der Signalübertragung der Nerven kommen. Um ausreichend Kalzium aufzunehmen, solltest du zum Beispiel Milchprodukte, grünes Blattgemüse und Fisch essen.

Vitamin D

Damit der Körper das Kalzium in die Knochen einbauen kann, ist Vitamin D wichtig. Ein starker und lang anhaltender Vitamin-D-Mangel kann daher zu einer Abnahme der Knochenstabilität und einem geschwächten Immunsystem führen. Das Problem mit Vitamin D ist allerdings: Du kannst es nicht über die Nahrung, sondern nur über das Sonnenlicht aufnehmen – wenn wir von Nahrungsergänzungsmitteln mal absehen. Bewegung an der frischen Luft ist somit nicht nur gut für deine Fitness, sondern auch eine super Möglichkeit, Vitamin D zu tanken. Und sollte trotz viel Draußenzeit ein Mangel entstehen, dann sind hochwertige Nahrungsergänzungsmittel für die meisten Menschen eine sehr gute Alternative.

Phosphor

Vor allem Milchprodukte gelten als gesund für die Knochen, weil sie viel Kalzium enthalten. Sie können aber noch mehr: Hartkäse zum Beispiel weist mit Phosphor einen weiteren Nährstoff auf, der den Knochenaufbau begünstigt und ebenso wie Kalzium in einer ausreichenden Menge im Körper vorkommen sollte. Wichtig ist allerdings ein ausgewogenes Verhältnis von Kalzium und Phosphor. Denn zu viel Phosphor in Verbindung mit zu wenig Kalzium führt ebenfalls dazu, dass der Körper Kalzium aus den Knochen herauslöst. Aber keine Panik – du muss jetzt nicht auf deinen Käse verzichten! Das Problem liegt eher bei Lebensmitteln, die grundsätzlich nicht förderlich für unseren Körper sind. Durch den Konsum von Fast Food und industriell verarbeitete Lebensmitteln reichert der Körper zum Beispiel zu viel Phosphor an und stört das natürliche Gleichgewicht.

Magnesium

Ein weiteres Mineral zu Unterstützung der Knochen ist Magnesium. Es trägt zur Erhaltung der Knochenmasse bei und ist wichtig, damit die Muskeln gut entspannen können. Ein Mangel an Magnesium kann daher zu Muskelkrämpfen, Verspannungen und Schmerzen im Rücken führen. Außerdem hilft Magnesium gegen Entzündungen und ist wichtig für eine gesunde Nervenfunktion. Besonders viel Magnesium steckt in grünem Blattgemüse, Nüssen und Samen, Vollkornprodukten, Bohnen und Linsen.

Vitamin C

Auch das wohl berühmteste Vitamin ist an unserer Rückengesundheit beteiligt und sorgt nicht nur für ein starkes Immunsystem. Vitamin C bildet nämlich Kollagen und nährt damit das stützende Bindegewebe. Es findet sich in Obst, Gemüse, insbesondere in Zitrusfrüchten, Beeren, Paprika, Brokkoli, grünem Blattgemüse sowie in Kräutern.

Antioxidanzien

Freie Radikale sind hochreaktive Moleküle, die im gesamten Körper erheblichen Schaden anrichten können, wenn sie im Überfluss vorhanden sind. Sie können unsere Zellen angreifen und sie in ihrer Funktion einschränken oder vollkommen funktionslos machen. Man nennt das oxidativen Stress.
Antioxidanzien binden die freien Radikalen, sodass sie weniger reaktiv sind. Sie schützen die Zellen des Körpers also vor oxidativem Stress und können auf diese Weise zu einem verminderten Krankheitsrisiko beitragen. Darüber hinaus helfen Antioxidanzien dabei, dass Knochen gestärkt werden und verlorene Knochensubstanz neu aufgebaut wird. Und dreimal darfst du raten, in welchen Lebensmitteln besonders viele Antioxidanzien enthalten sind – richtig, in Obst und Gemüse.

Entzündungshemmende Stoffe

Wenn Rückenschmerzen entstehen, spielen nicht selten Entzündungen eine Rolle. Ausgelöst werden diese unter anderem durch ungesunde Ernährung, Stress, schlechte Schlafqualität oder Bewegungsmangel. Kommt dir das bekannt vor? – Es ist tatsächlich so: Egal von welcher Seite wir das Thema Rückengesundheit beleuchten, wir kommen immer wieder auf diese Umwelt- und Alltagsfaktoren zurück.
Mit der Ernährung können wir Entzündungen im Rücken oder in anderen Teilen des Organismus lindern oder diesen vorbeugen. In vielen Lebensmitteln sind nämlich auf natürliche Weise entzündungshemmende Stoffe enthalten.
Zum Beispiel in Zwiebeln, Knoblauch, Ingwer oder Kurkuma sowie in diversen Früchten, wie Kirschen, Papaya oder Blaubeeren. Aber auch Nüsse, Samen, Avocados, Olivenöl und Fischarten, die reich an Omega-3-Fettsäuren sind, wie Lachs oder Makrele, können helfen, das Auftreten von Entzündungen im Körper deutlich zu reduzieren.

Wasser für den Rücken

Viel zu trinken, ist in jedweder Hinsicht wichtig für einen gesunden Körper und auch im Hinblick auf einen stabilen und schmerzfreien Rücken ist es das A und O. Schließlich besteht nicht nur unser Körper zu rund 75 Prozent aus Wasser, auch unsere Wirbelsäule braucht reichlich Flüssigkeit – die Bandscheiben bestehen sogar bis zu 80 Prozent aus Wasser. Dies gibt der Wirbelsäule die notwendige Elastizität, die sie braucht, um uns durchs Leben zu tragen.
Wie du bereits weißt, geben unsere Bandscheiben bei Belastung durch den aufgebauten Druck Wasser ab, das sie bei Entlastung aus dem umliegenden Gewebe wieder aufsaugen (siehe Seite 14) – im besten Fall angereichert mit wertvollen Nährstoffen und vorausge-

ZWEI LITER AM TAG

Ein gesunder Mensch braucht im Durchschnitt zwischen eineinhalb und zwei Litern Flüssigkeit am Tag. Wenn es heiß ist oder wenn du Sport machst, können es auch bis zu drei Liter sein.
Mein Tipp: Trinke morgens nach dem Aufstehen ein großes Glas Wasser. Dann startest du mit einer kleinen Reserve in den Tag.

setzt, du hast deinen Körper mit ausreichend Flüssigkeit versorgt. Und damit ist vor allem Wasser gemeint! Keine Cola, kein Energiedrink und auch kein Kaffee. Wem Wasser zu geschmacklos ist, der kann auf ungesüßten Tee und sehr stark verdünnte Säfte zurückgreifen oder sein Wasser mit Zitronen- oder Gurkenscheiben pimpen.

Welche Lebensmittel sollten vermieden werden?

Der Konsum von Lebensmitteln, die gesunde Nährstoffe, Antioxidanzien und entzündungshemmende Stoffe enthalten, hat einen positiven Effekt auf den gesamten Organismus und insgesamt auf den Rücken. Diesen Effekt kannst du verstärken, indem du Lebensmittel, die deinem Rücken schaden, bewusst weglässt.

Neben Fast Food und industriell verarbeiteten Lebensmitteln sind es vor allem Fett und Alkohol, die die Rückengesundheit negativ beeinflussen können, weil sie Entzündungen fördern. Allerdings stehen Weißmehlprodukte, frittierte Speisen, Produkte mit gesättigten Fetten und Transfetten auf der Liste der Dinge, die wir uns gern mal gönnen, vor allem, wenn es schnell gehen muss oder unterwegs aus Mangel an Alternativen. Tiefkühlpizza und das Remouladenbrötchen vom Bäcker haben leider einen viel zu festen Platz auf unserem Ernährungsplan bekommen.

Genau an dieser Stelle greift wieder der Punkt der mentalen Haltung. Wer seinen Rücken gesund halten möchte, muss sein Leben zumindest in großen Teilen so gestalten, dass es dem Rücken nicht schadet. Ich formuliere das ganz bewusst so, denn wenn man sagt, man muss auf dies verzichten und jenes aus seinem Leben streichen, hört sich das wie ein Katalog mit Auflagen und Verboten an. Aber genau andersherum ergibt das Ganze einen Sinn: Wir müssen verstehen, dass Dinge wie Bewegung, eine gesunde Ernährung und ein gesundes Stressmanagement positiv für uns sind. Und zwar ganzheitlich! Mit jeder Veränderung in diese Richtung machst du dir also selbst ein Geschenk.

DER RÜCKEN(SCHMERZ) BEIM LIEBESSPIEL

Rückenschmerzen können einem nicht nur die Lust an Bewegung verderben, sondern auch das Lustempfinden beeinträchtigen. Aber das muss nicht sein! Mit ein bisschen Kreativität kann Sex sogar gut für die Rückengesundheit sein.

Wenn das Liebesspiel zur Qual wird

Das Liebesspiel bei Rückenschmerzen ist oft kein einfacher Akt. Die Schmerzen können sich verstärken, der Schmerzpatient ist womöglich nicht in der Lage, sich so zu bewegen, wie er möchte, und es kann schwierig sein, den Akt durchzuführen. Darüber hinaus kann es zu Vertrauensproblemen mit dem Partner kommen, wenn man sich nicht traut, über seine Schmerzen zu sprechen. So ist es kein Wunder, dass in einer Studie mehr als 70 Prozent aller chronischen Rückenschmerzpatienten über eine Einschränkung ihres Sexuallebens berichtet haben.

Wichtig ist, dass der Partner über bereits bestehende oder beim Verkehr auftretende Rückenschmerzen Bescheid weiß und dass beide gemeinsam nach Möglichkeiten suchen, wie beide zu ihrer Befriedigung kommen, ohne dass dabei der eine vor Schmerzen umkommt.

Wie Sex positiv auf Rückenschmerzen wirken kann

Positiv gedacht kann dies auch der Punkt sein, an dem man sich nicht scheuen sollte, neue Methoden der Befriedigung anzuwenden. Denn sexueller Verzicht muss bei Rückenschmerzen nicht sein. Ganz im Gegenteil: Sex kann bei Rückenschmerzen gesundheitsfördernd sein, da er mehrere physische und psychische Vorteile bietet.

Schmerzlinderung durch Endorphine

Beim Sex werden Endorphine freigesetzt, die verschiedenste Effekte hinsichtlich des Rückenschmerzes auslösen:

- Endorphine wirken als körpereigene Schmerzmittel, indem sie an Rezeptoren im Gehirn binden, die auch von Opioiden angesprochen werden. Dadurch blockieren sie die Schmerzwahrnehmung und lindern Schmerzen – eben auch Rückenschmerzen.

- Sie wirken als Stimmungsaufheller und fördern ein Gefühl von Wohlbefinden und Glück. Sie reduzieren Stress und Angstzustände, was die psychische Verfassung verbessert.
- Sie dienen dem Stressabbau, indem sie das Hormon Cortisol regulieren. Dies fördert die Entspannung und verbessert die Schlafqualität.
- Nach der Freisetzung von Endorphinen fühlen sich viele Menschen entspannter und ruhiger. Dies kann zur Senkung des Blutdrucks beitragen.

Stärkung der Rückenmuskulatur

Sexuelle Aktivität kann als sanfte Form der körperlichen Betätigung betrachtet werden, die die Muskulatur aktiviert, darunter die Muskeln des unteren Rückens und des Beckens.

Förderung der Durchblutung und Muskelentspannung

Sex verbessert die Durchblutung, was verspannte Muskeln lockern kann. Eine verbesserte Blutzirkulation hilft außerdem, Nährstoffe und Sauerstoff

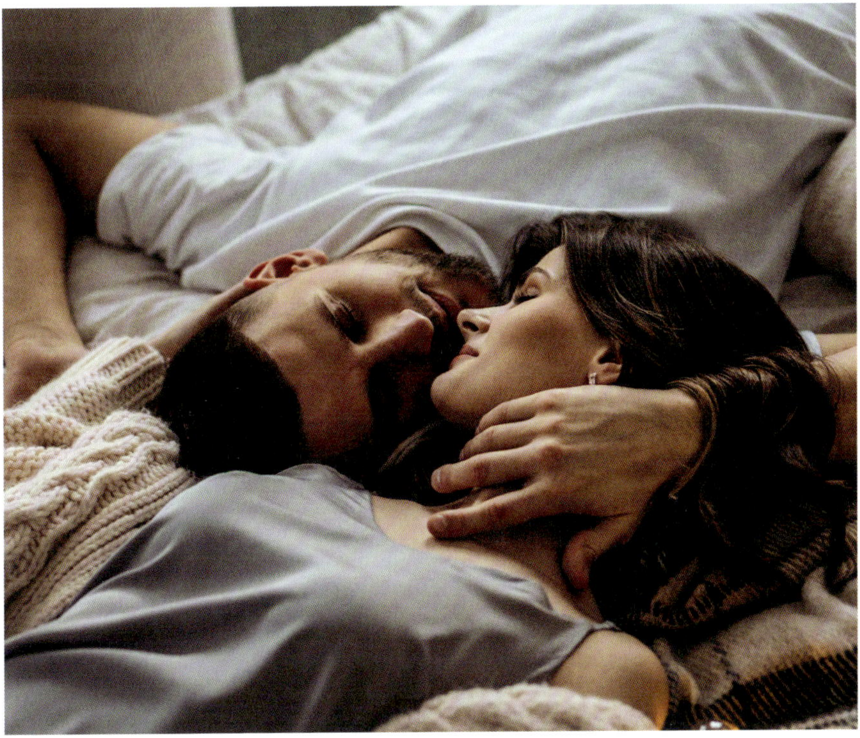

effizienter zu den schmerzenden Muskelpartien zu transportieren, was die Heilung unterstützt.

Verbesserung der Beweglichkeit

Die regelmäßige körperliche Aktivität beim Liebesspiel kann die Flexibilität und Beweglichkeit des Körpers fördern. Dies kann dazu beitragen, die Beweglichkeit der Wirbelsäule zu verbessern, was für eine intakte Wirbelsäulenfunktion unerlässlich ist.

Oxytocin für Entspannung und Wohlbefinden

Das auch als Bindungshormon bezeichnete Oxytocin wird während des Liebesspiels freigesetzt und fördert die Entspannung sowie das allgemeine Wohlbefinden. Dieses Hormon kann die Wahrnehmung von Schmerzen abschwächen und den Körper in einen Zustand der Entspannung versetzen, was Rückenschmerzen lindern kann.

Mut zum Experimentieren

Um in den Genuss dieser wohltuenden Wirkung zu kommen, sollten jedoch verschiedene Faktoren beachtet werden. Der sicherste Weg, sich die aufgeführten Vorteile zu verschaffen, ist die Selbstbefriedigung. Gleichzeitig hilft sie dabei, abzuschätzen, was man seinem eigenen Körper abverlangen kann. So nüchtern es klingen mag: Man kann abschließend abwägen, ob die vorübergehende Entspannung aufwiegt, dass der Schmerz im Nachhinein vielleicht größer ist. Hat man diesen Selbsttest positiv abgeschlossen, sollte dem Liebesspiel zu zweit nichts mehr im Wege stehen. Hierbei gilt es jedoch, verschiedene Faktoren im Auge zu behalten:

- Sanftheit geht vor Schnelligkeit: Mit sanften Bewegungen anfangen, die man dann abhängig vom Schmerzempfinden langsam steigern kann.
- Achtsamkeit und Mäßigung: Es ist ratsam, sich nicht zu überanstrengen und auf den Körper zu hören, um Beschwerden nicht zu verschlimmern.
- Offene Kommunikation: Nur das ehrliche Gespräch über das eigene Schmerzempfinden hilft, Positionen und Bewegungen zu finden, die beiden Partnern angenehm sind und keine Schmerzen verursachen.
- Die richtige Position: Es ist wichtig, Positionen zu wählen, die den Rücken nicht zusätzlich belasten. Probieren Sie Positionen aus, die eine neutrale Rückenhaltung ermöglichen.

Das Wichtigste ist in jedem Fall, dass es beiden Spaß macht und im besten Falle sogar der Rücken und die Seele davon profitieren. Sollte trotz aller Aufklärung eine Unsicherheit bestehen, dann rate ich immer, den Arzt des Vertrauens zu kontaktieren. Sexualität bei Rückenschmerzen ist kein Tabuthema, sondern eine weitere Möglichkeit, den Schmerz zu lindern.

MOTIVATION – DER SCHLÜSSEL ZUR VERÄNDERUNG

Der Schweinehund, den es zu überwinden gilt, ist häufig besonders groß, wenn der Rücken schmerzt. Aber genau hier liegt der Schlüssel zur Veränderung: Bekommst du den Schweinehund in den Griff, schaffst du mehr als nur den ersten Schritt.

Der Schweinehund ist allgegenwärtig

Eigentlich kennt jeder die Vorteile von Bewegung. So wie man die Vorteile einer gesunden Ernährung kennt und die Nachteile von Alkohol- und Nikotingenuss. Dennoch fällt es den meisten Menschen, und ich schließe mich selbst mit ein, schwer, sich dazu zu motivieren, den Lebensstil zu ändern. Selbst dann, wenn man das positive Ergebnis in der Zukunft vor sich sehen kann. Denn etwas ändern heißt, Energie aufzuwenden, um das, was einem das Leben erleichtert beziehungsweise leicht und angenehm macht, abzustoßen. Entsprechend meiner Manke-Methode (siehe Seite 66) muss man es also schaffen, sich für die erforderliche Veränderung zu motivieren. Mancher Arzt versucht das bei seinen Patienten mit Angstmache: „Wenn Sie jetzt nichts ändern, dann werden Sie später im Rollstuhl sitzen!" Doch trotz dieser sehr harschen Drohung, die in den allerallermeisten Fällen übertrieben ist, sieht der betroffene Rückenschmerzpatient sich nicht in der Verpflichtung, ab jetzt gesundheitsbewusst zu handeln. Schließlich zahlt man doch Geld in die Krankenversicherung, damit Arzt und Physiotherapeuten dafür sorgen, dass es einem besser geht, und zwar möglichst schnell und ohne viel persönlichen Aufwand.

Eigenverantwortung ist gefragt

Schluss mit Rückenschmerzen zu machen, heißt in erster Linie, selbst Verantwortung für seinen Körper zu übernehmen und entsprechend zu handeln. Hier habe ich einige Motivationsstrategien für dich.

Realistische Ziele setzen: Auch wenn man das große Ziel vor Augen hat, sollten anfangs realistische und erreichbare Ziele gesetzt werden. Plane also nicht, ab morgen täglich eine Stunde ein strammes Übungsprogramm zu absolvieren, sondern mache lieber ein- bis zweimal pro Woche für 15 bis 20 Minuten einfache Übungen.

Fortschritte dokumentieren: Um meinen „Erfolg" zu dokumentieren, fotografiere ich zum Beispiel nach jedem Training auf meinem Rudergerät die Angaben zur zurückgelegten Strecke innerhalb der „geruderten" Zeit von 45 Minuten. So kann ich die Verbesserung meiner Leistungsfähigkeit verfolgen.

Sich belohnen: Gönn dir zwischendurch auch mal eine Auszeit. Ein Wellnesstag oder ein leckeres und gesundes Essen sind dafür bestens geeignet.

Gemeinsam trainieren: Trainiere mit einem Freund oder in einer Gruppe, das hilft, am Ball zu bleiben.

Fortschritte visualisieren: Fitness-Apps oder -Tracker können motivieren, da sie deine Fortschritte visuell darstellen und dir tägliche Ziele vorgeben.

Wissen sammeln: Entsprechend meiner Manke-Methode (siehe Seite 66) können das richtige Wissen und Informationen ebenfalls motivieren. Wer versteht, warum eine gesunde Ernährung und Bewegung wichtig sind, wird eher dazu angeregt, diese auszuprobieren und in den Alltag zu integrieren.

Spaß haben: Wenn du Aktivitäten beziehungsweise Übungen wählst, die dir Spaß bereiten, anstatt dich zu zwingen, etwas Unangenehmes zu tun, dann bist du auf dem richtigen Motivationsweg.

Achtsam sein: Achtsamkeitsübungen oder Meditation fördern die Selbstwahrnehmung und können helfen, die eigenen Gesundheitsziele bewusster zu verfolgen.

MOTIVIERENDE EINSTELLUNG

Verhalte dich so, dass es deinem Rücken nicht schadet.
Mit dieser Einstellung wird es dir leichter fallen, ungesunde Lebensmittel und Verhaltensweisen loszulassen und durch Dinge, die dir und deinem Rücken guttun, zu ersetzen.

WER HEILT, HAT RECHT

Auch wenn man viel dafür tun kann, damit Rückenschmerzen gar nicht erst entstehen, ist es essenziell, die richtige Therapie zu finden, wenn sie dann doch da sind. Denn jedes Beschwerdebild sieht anders aus und die eine Behandlung oder die eine Übung, die allen hilft, gibt es nicht.

Gemeinsam zum Erfolg

Es gibt viele Möglichkeiten, Rückenschmerzen zu verhindern. Wenn die Beschwerden jedoch erst einmal präsent sind, dann ist es das erklärte Ziel, sie möglichst schnell zu lindern oder sie am besten ganz loszuwerden. Betroffene wünschen sich dann oft DIE eine Lösung, eine schnelle und wenn möglich einfache Therapie ohne viel eigenen Aufwand. Doch jedes Beschwerdebild ist individuell zu betrachten und zu behandeln. Es gibt kein Allheilmittel. Vielmehr müssen Arzt beziehungsweise Therapeut und Patient bei länger bestehenden Beschwerden als Team erfolgreich zusammenarbeiten.

Das Ziel der ärztlichen Behandlung ist ein langfristiger Therapieerfolg ohne nennenswerte Rückschläge. Dazu gehören jedoch immer zwei: Arzt und Patient. Denn nicht nur der Arzt hat seine Aufgaben – auch der Schmerzpatient muss Verantwortung für seine Gesundheit übernehmen. Viele meinen, sie könnten dies durch den Kauf von Leistungen wie Massage oder Hilfsmitteln wie einen Haltungskorrektor umgehen. Doch gerade bei Rückenschmerzen kann und muss man immer selbst aktiv werden. Kein Arzt kann die absolute Heilung mit Beschwerdefreiheit garantieren. Doch eine vielschichtige Therapie in Verbindung mit der

WER HEILT, HAT RECHT

Während der eine den Facharzt aufsucht, begibt der andere sich lieber in die Hände eines Osteopathen oder Heilpraktikers. Wer es auch ist: Als Schulmediziner freue ich für meine Patienten, wenn der gewünschte Therapieeffekt einsetzt, egal wo und wie.

richtigen Eigenleistung des Patienten kann den bestehenden Schmerz lindern. Auch langfristig. Das gilt insbesondere für den unspezifischen Rückenschmerz, doch auch spezifische Rückenschmerzen profitieren von deiner eigenständigen aktiven Übungstherapie.

Das Arzt-Patienten-Gespräch

Die Therapie des Arztes beginnt mit dem Arzt-Patienten-Gespräch. In diesem sollte jedem Patienten erklärt werden, wie seine Rückenschmerzen einzuordnen sind. Im Regelfall sind sie harmlos, haben eine hohe spontane Besserungstendenz und neigen dazu, wieder aufzutreten, wenn sie unzureichend behandelt werden. Auch sollte besprochen werden, dass bei einer bildgebenden Diagnostik – Röntgen, CT und MRT – nicht jede sichtbare Veränderung zwingend auf Beschwerden hindeutet. Die Pflicht des Arztes besteht zudem darin, den Patienten auf mögliche Risikofaktoren für seine Rückenbeschwerden, wie beispielsweise Übergewicht, Schwangerschaft oder die Arbeitssituation, aufmerksam zu machen und ihn offen auf chronischen Stress, Depressivität oder Ängstlichkeit anzusprechen. Nimmt der Patient bereits über einen längeren Zeitraum eigenständig Schmerzmittel wie Ibuprofen ein, sollte auf die möglichen Nebenwirkungen wie Entzündungen der Magenschleimhaut hingewiesen werden.

Besonders wichtig ist es, dem Patienten deutlich zu machen, dass er regelmäßig zu Hause üben muss. Hierzu kann man entsprechende und sinnvolle Videos von ärztlichen Spezialisten empfehlen, damit sich der Patient nicht auf Videos von selbst ernannten Bewegungsspezialisten beruft, die im Verlauf zu noch stärkeren Schmerzen führen könnten. Und auch wenn dir dieses Buch einen umfassenden Überblick über deine Rückenschmerzen gibt und meine Übungen ein breites Feld abdecken, kann es nicht schaden, dich bei deinem behandelnden Arzt abzusichern und gegebenenfalls nach weiteren Übungen zu fragen.

Die erlösende Injektion

Viele Patienten möchten am liebsten eine Spritze bekommen, die die Schmerzen sozusagen wegzaubert. Andere teilen schon bei der Begrüßung mit, dass sie alles mitmachen, wenn es nur keine Injektion ist. In Anbetracht der Tatsache, dass die meisten Beschwerden unspezifischer Natur sind, besteht meist gar keine Notwendigkeit für eine Spritze. Außerdem trägt der Arzt immer die Verantwortung für seine Patienten. In jedem Fall muss er vor einer Injektion die Vor- und Nachteile abwägen und den Patienten darüber aufklären. Wie man in Medizinerkreisen sagt: Der Arzt ist der Empfehler, der Patient ist der Entscheider.

Für die richtige Entscheidung kann es dienlich sein zu wissen, was einem da so gespritzt werden soll. In der Regel handelt es sich um ein schwach konzentriertes Betäubungsmittel, dem unter Umständen ein Kortisonpräparat beigefügt wird. Je nach Ursache der Beschwerden gibt es verschiedene Injektionsarten.
Bei der Periradikulären Infiltration (PRT) wird unter Röntgen- oder CT-Kontrolle die beispielsweise durch Bandscheibengewebe gereizte Nervenwurzel umspritzt – also der Nerv an der Austrittsstelle aus dem knöchernen Wirbelkanal.
Bei der Facettengelenk-Infiltration werden Medikamente – gegebenenfalls unter Sonografie- oder Röntgenkontrolle – an die kleinen Wirbelgelenke injiziert.
Die Epidurale Infiltration kommt zum Beispiel zur Behandlung einer Nervenwurzelkompression bei Spinalkanal- oder Neuroforamenstenose zur Anwendung, wobei die Medikamente ohne oder unter Röntgen- oder CT-Kontrolle direkt in den Wirbelkanal und um das darin befindliche Rückenmark herumgespritzt werden.
Ist das Ziel die verhärtete Muskulatur, dann werden bei der Triggerpunkt-Injektion gleiche Medikamente in definierte Stellen der Muskulatur (Triggerpunkte) injiziert. Bei Triggerpunkten handelt es sich um knötchenartige Verhärtungen in der Muskulatur. Diese sind örtlich begrenzt, meist sehr druckempfindlich und gut zu ertasten. Die Schmerzen treten nicht nur im Bereich der Triggerpunkte auf, sondern strahlen oft auch in andere Körperregionen aus.
Das Quaddeln ist eine Injektionstechnik, bei der ein Medikament zur örtlichen Betäubung (Lokalanästhetikum) an mehreren Punkten in die Haut gespritzt wird, sodass blasenartige Quaddeln entstehen.

Chirotherapie

Unter Chirotherapie versteht man das, was der Volksmund gern als „Einrenken" bezeichnet. Mittels gezielter Handgriffe werden hierbei Bewegungsstörungen aufgelöst. Um die Zusatzbezeichnung „Chirotherapie" zu führen, muss der Arzt eine entsprechende Weiterbildung absolviert haben.
Blockierungen an den kleinen Wirbelgelenken sowie in den Iliosakralgelenken sind mit die häufigsten Ursachen von Rückenbeschwerden. Die Auslöser für die Blockierungen haben wir bereits analysiert (siehe Seite 50 f.). In den seltensten Fällen ist hier das „harte Einrenken", also die sogenannte Manipulation, notwendig.
Obwohl jeder chirotherapeutische Eingriff gewisse Risiken mit sich bringt, sind Eingriffe im Brust- und Lendenwirbelsäulenbereich risikoärmer als im Bereich der Halswirbelsäule. Letzteres ist auch nicht die erste Wahl. Denn oft

liegen unbemerkt ein oder mehrere Blockierungen im Bereich der gesamten Wirbelsäule vor. Wenn dann die eine Blockierung hinzukommt, kann dies der Tropfen sein, der das Fass zum Überlaufen bringt und Schmerzen und Verspannungen auslöst. Daher sollte im Hinblick auf das dynamische Gesamtsystem Wirbelsäule bei der Behandlung auch immer nach Blockierungen in den anderen Abschnitten gesucht werden. Denn wenn diese gelöst werden, kann sich das System entspannen.
Grundsätzlich wird empfohlen, vor Chirotherapie an der Halswirbelsäule eine bildgebende Untersuchung mittels Röntgen oder MRT durchzuführen.
Auch wenn man Blockierungen auf den Bildern nicht erkennen kann, so gibt es dem Arzt die Sicherheit, dass die Anatomie intakt ist.
Bei einer Bandscheibensymptomatik ist das Einrenken kritisch zu betrachten, da man unter Umständen einen mäßigen Bandscheibenvorfall von jetzt auf gleich verstärken kann.
Übrigens ist nach dem Einrenken vor dem Einrenken. Auch wenn für den Moment wieder alles gut ist und die Beschwerden verschwunden sind: Man sollte mit den richtigen Übungen für Stabilität im Wirbelsäulenbereich sorgen. Schließlich geraten die Gelenke im Regelfall dann aus der Spur, wenn sie von den Muskeln nicht optimal geführt und fixiert werden.

Akupunktur

Auch wer nicht an die Wirksamkeit der Akupunktur glaubt, sollte diese Möglichkeit ausprobieren. Insbesondere wenn die Rückenbeschwerden bereits sechs Monate oder länger bestehen. Denn dann übernehmen die gesetzlichen Krankenkassen die Kosten für die Akupunkturbehandlung. Zudem ist sie im Vergleich zu Injektionen und Chirotherapie risikoärmer.
Bei der Akupunktur handelt es sich um eine symptomatische Schmerztherapie, deren Wirkungsprozess noch nicht endgültig geklärt ist. Bei einer Akupunktursitzung werden feine Nadeln an spezifischen Punkten des Körpers eingestochen. Diese Punkte sind oft entlang der Meridiane lokalisiert und über die eingebrachte Nadel werden chemische Prozesse im Gewebe eingeleitet. Wie dies genau geschieht, ist nicht gesichert. Fakt ist, dass Akupunktur wirkt.

Schmerzmittel

Es gibt eine große Auswahl an Schmerzmitteln, die bei Rückenschmerzen eingesetzt werden können. Produkte, die Wirkstoffe wie Ibuprofen oder Diclofenac in schwacher Dosierung enthalten, sind frei verkäuflich und du kannst damit deine Beschwerden lindern. Lass dich jedoch im Zweifelsfall vom Apotheker beraten, ob in deinem individuellen Fall Kontraindikation oder Risiken bestehen. Es ist auch nicht

empfehlenswert, auf rezeptpflichtige Schmerzmittel von jemandem aus der Verwandtschaft zurückzugreifen. Denn hier ist das Nebenwirkungspotenzial für den Laien nicht abzuschätzen.
Wenn die Beschwerden trotz Einnahme nach ein paar Tagen nicht besser werden, dann ist ein Besuch beim Arzt angesagt. Denn dieser kann verschiedene Wirkstoffe in einer höheren Dosierung verschreiben – individuell auf seinen Patienten abgestimmt und mit der gleichen Vorsicht, die er auch bei den Injektionen walten lassen muss.
Für eine muskelentspannende Wirkung kann der Arzt sogenannte Muskelrelaxanzien verschreiben. Da diese zum großen Teil über das Gehirn wirken, bergen sie das Risiko, dass die Reaktionsgeschwindigkeit eingeschränkt wird. Daher muss der Patient darüber informiert werden, dass die Einnahme die Fahrtüchtigkeit einschränken beziehungsweise aufheben könnte.
Ebenso richtet sich die Stärke des Schmerzmittels auch immer nach der Ursache der Beschwerden: Die medikamentöse Behandlung eines spezifischen Rückenschmerzes unterscheidet sich mitunter von der eines unspezifischen Schmerzes. Und wenn sehr starke Beschwerden vorliegen, die Diagnostik aber keine wirklich korrelierende Ursache dafür ergibt, dann sind sehr starke Schmerzmittel nicht unbedingt die Therapie der Wahl. Vielmehr sollte der Patient zur weiteren Abklärung in ein Krankenhaus überwiesen werden.
Bei akuten Schmerzzuständen kann der Arzt auch eine Schmerzinfusion durchführen, bei der der verabreichte Wirkstoff schnell in die Blutbahn gelangt und so die Schmerzlinderung früher einsetzt als bei einer Tablette.
Grundsätzlich gilt: Eine Therapie mit Medikamenten muss individuell sein. Es gibt nicht das eine Medikament, das bei allen super wirkt. Es ist also sinnlos, ein bestimmtes Medikament einzufordern, nach dem Motto: „Bei dem Bruder meines Nachbarn hat das Präparat XY super geholfen, das möchte ich auch."

FÜR ALLE MEDIKAMENTEN-MUFFEL

Es gilt den Teufelskreis zu unterbrechen, der aus Schmerz – Verspannung – mehr Schmerz – mehr Verspannung besteht. Wenn der Schmerz nicht unterbrochen wird, steigt das Risiko, dass sich ein chronischer Schmerz entwickelt. Daher ist es ratsam, zumindest eine Zeit lang Schmerzmittel einzunehmen.

Schmerzstillende Salben

Neben den Medikamenten, die eingenommen werden, sollte man auch die Vielzahl von Salben erwähnen, welche wärmen, Schmerzen lindern oder eine Kombination aus beidem bewirken – und all dies direkt an der betroffenen Stelle. Salben enthalten die oben genannten Wirkstoffe und/oder Capsaicin, ein Alkaloid aus Paprikaarten, das bei uns Menschen ein Wärme- und Schärfegefühl auslöst. Gelangt es auf die Haut, aktiviert es entsprechende Rezeptoren und die Kalziumkonzentration in den Schmerzrezeptoren steigt an. Dies führt zu einer Erhöhung der Schmerzschwelle, wodurch der Betroffene seinen Schmerz weniger stark wahrnimmt. Gleichzeitig wird bei regelmäßigem Auftragen das Entzündungsgeschehen gemildert.

Operationen

„Jede Operation an der Wirbelsäule ist eine zu viel" oder: „Kein Orthopäde möchte freiwillig an der Wirbelsäule operiert werden" sind Sätze, die meine Patienten oft zu hören bekommen. Denn das Hauptaugenmerk eines Orthopäden sollte immer auf der Prävention und der konservativen Therapie von Rückenschmerzen liegen. So ganz ohne Operation geht es dann natürlich doch nicht. Entweder waren alle Therapieversuche erfolglos oder die Beschwerdesymptomatik ist so akut und gefährdet die Nervenfunktion, dass sofort operativ gehandelt werden muss. In beiden Fällen muss aber eines gegeben sein: Die Beschwerdeursache ist klar diagnostiziert und stimmt mit den bestehenden Beschwerden überein.
Leider stellen meine konservativ tätigen Kollegen und ich fest, dass immer mehr operiert wird, ohne vorher das gesamte Therapiespektrum auszuschöpfen. Warum das so ist, darüber möchte ich nicht spekulieren. Natürlich hat jeder Operateur den Anspruch, seine Patienten von ihren Beschwerden zu befreien. Aber so manch ein Arzt (und Patient) vergisst: Nach der Operation ist vor der Operation. Soll heißen, wenn ich nach der Operation nicht erkenne, dass ich selbst etwas für meinen Rücken tun muss, dann steigt das Risiko einer erneuten Beschwerdesymptomatik, die im schlimmsten Fall eine weitere Operation erfordert.
Ich möchte hier nicht auf die verschiedenen OP-Verfahren eingehen, da diese im Einzelfall individuell abgesprochen werden müssen. Nur so viel: Eine Operation bringt mehr Risiken mit sich als jedes mir bekannte konservative Behandlungsverfahren. Und wenn ich einem Patienten nach erfolgloser Therapie zu einer Operation an der Wirbelsäule rate, empfehle ich ihm immer, bei einem anderen Orthopäden eine Zweitmeinung einzuholen. Denn kein Arzt ist frei davon, einen erfolgreichen Therapieansatz zu übersehen.

OPERATION ALS LETZTE OPTION

Das Hauptaugenmerk eines Orthopäden sollte immer auf der Prävention und der konservativen Therapie von Rückenschmerzen liegen. Ist eine Operation unumgänglich, sollte sie natürlich durchgeführt werden, jedoch sind konservative Therapiekonzepte in der Regel erfolgreicher, als viele Patienten glauben möchten.

Hilfsmittel und Geräte

Um Rückenschmerzen zu lindern, gibt es unterschiedliche Hilfsmittel und Geräte. Viele Orthopäden können in ihrer Praxis physikalische Therapien, also Anwendungen wie Wärme oder Reizstrom durchführen. Diese Anwendungen kann man auch zu Hause nutzen, wenn auch meist mit weniger Intensität. Gestiegen ist auch die Verbreitung von Hilfsmitteln wie Faszienrolle oder Haltungskorrektor. Über eines sollte man sich aber im Klaren sein: Ein Hilfsmittel ist ein Hilfsmittel und kein Heilmittel. Es kann die bestehenden Beschwerden lindern und in manchen Fällen abklingen lassen. Aber es ist kein Garant für unendliche Beschwerdefreiheit.

Wärmetherapie

Ob Wärmflasche oder Rotlichtlampe zu Hause oder das Mikrowellentherapiegerät in der Praxis: Wärme tut gut bei einem schmerzhaft verspannten Muskel. Wir lösen damit zwar nicht die Ursache, aber da die meisten Rückenschmerzen unspezifischer Natur sind, ist die Entspannung schon mal ein sehr guter Anfang. Schließlich möchten wir den Teufelskreis Schmerz – Verspannung – mehr Schmerz – mehr Verspannung durchbrechen oder ihn zumindest abmindern.
Der Vorteil der ärztlichen Mikrowellentherapie liegt darin, dass die elektromagnetischen Wellen ohne Nebenwirkungen tief in das Gewebe eindringen und so auch tiefer liegende Muskeln entspannen. Die Wärmewirkung der Wärmflasche ist hingegen durch die Hautempfindlichkeit begrenzt. Hier ist unbedingt darauf zu achten, dass die Wärmflasche nicht zu heiß ist.
Übrigens tut nicht jedem Patienten die Wärme gut: Bei entzündlichen Erkrankungen werden die Stoffwechselvorgänge durch die Wärme getriggert.

Reizstromtherapie

Die Transkutane Elektrische Nervenstimulation (TENS) ist eine schonende Reizstromtherapie. Sie wird sowohl in der ärztlichen als auch in der krankengymnastischen Praxis angewendet. Ist die Therapie erfolgreich, kann der

Arzt sogar ein kleines TENS-Gerät auf Krankenkassenkosten für zu Hause verschreiben. Im Prinzip beruht die TENS-Behandlung auf dem Einfluss elektrischer Impulse auf die schmerzleitenden Nervenfasern. Hierzu werden Elektroden-Pads im Bereich von Triggerpunkten (siehe Seite 95) auf die Haut gesetzt und mit Reizstrom stimuliert. Die abgegebenen Stromimpulse blockieren die schmerzleitenden Nerven, sodass Schmerzsignale vermindert oder gar nicht mehr an das Gehirn weitergeleitet werden. Zusätzlich werden die Muskeln besser durchblutet, was sie lockert. Darüber hinaus wird diskutiert, ob durch die Reizstromtherapie schmerzreduzierende Endorphine im Gehirn freigesetzt werden.
Eine Behandlungseinheit dauert 15 bis 30 Minuten. Als Patient spürt man den Strom als mehr oder weniger intensives Kribbeln. Wenn gewünscht und verträglich, kann die Therapie mehrmals täglich angewandt werden. Mittlerweile sind die Geräte so klein, dass sie problemlos in einer Handtasche zu verstauen sind.

Stoßwellentherapie

Es gibt unterschiedliche Arten von Stoßwellentherapien: die fokussierte extracorporale Stoßwellentherapie (ESWT), die Triggerpunkt-Stoßwellentherapie, die Akupunktur-Stoßwellentherapie und die radiale Stoßwellentherapie. Alle Verfahren basieren auf dem gleichen therapeutischen Prinzip: Sie stimulieren zelluläre Regenerationsprozesse durch hochenergetische Schalldruckwellen, die über Flüssigkeiten sowie Muskel- und Bindegewebe geleitet werden. In den Übergangszonen zwischen den einzelnen Zellschichten entstehen dabei Scherkräfte, die die Durchblutung im erkrankten Gewebe fördern. Gleichzeitig werden Entzündungshemmer und Wachstumsfaktoren freigesetzt, die die Neubildung von Blutgefäßen sowie die Regeneration von Muskel- und Sehnengewebe unterstützen und somit die körpereigene Selbstheilung anregen.
Bei sachgerechter Anwendung durch einen erfahrenen Therapeuten ist die Stoßwellentherapie so gut wie nebenwirkungsfrei. Die Behandlung dauert nur wenige Minuten und anschließend sind keine besonderen Maßnahmen wie körperliche Ruhe oder Schonung notwendig. Im Rahmen eines Krankenhausaufenthalts ist die Stoßwellentherapie kostenfrei, im ambulanten Bereich eine Selbstzahlerleistung.

Halskrause, Bandage und Orthese

Während man in den 1980er-Jahren die Nackenschmerzpatienten noch mit einer Halskrause beziehungsweise -krawatte versorgt hat, geschieht dies heute nur noch in seltenen Einzelfällen, Unfälle mit Akutversorgung mal ausgenommen. Schließlich hat man gelernt, dass bei Ruhigstellung der Muskulatur, die die

Halswirbelsäule stabilisiert, diese sehr schnell an Kraft und Substanz verliert. Und wie wir wissen, ist eine starke und gleichzeitig flexible Muskulatur der Schlüssel zu einem gesunden Nacken. Das Tragen einer Halskrause ist heute also tabu.
Anders hingegen verhält es sich mit dem Tragen einer Bandage oder Orthese für den Lendenwirbelsäulenbereich. Rückenbandagen bestehen aus elastischem Material, während Rückenorthesen in der Regel aus festerem Material gefertigt sind und einen speziellen Mechanismus haben – zum Beispiel ein Kompressionssystem oder ein Seilzugsystem zur Aufrichtung der Lendenwirbelsäule. Hierdurch werden die gestauchten Strukturen, wie die Facettengelenke, entlastet, was die Beschwerden lindert. Anders als der immer noch verbreitete Irrglaube führt eine solche Versorgung nicht dazu, dass die Muskulatur, die die Wirbelsäule stabilisiert, geschwächt wird. Denn der Betroffene bewegt sich aufgrund der gelinderten Beschwerden mehr und so wird die Muskulatur gefordert und trainiert.

Faszienrolle

Wer mich kennt, weiß, dass mir das Wort „Faszie" seit Jahren sehr schwer über die Lippen kommt. Denn nicht nur in meinen Augen wird die Funktionalität dieses Gewebes sehr überschätzt. Wenn es nicht die Bandscheiben sind, wenn der Verschleiß an den unterschiedlichen Strukturen nicht zu den Beschwerden passt, dann müssen „verklebte Faszien" der Übeltäter sein. Diese kann man von einem (selbst ernannten) Bewegungsexperten mittels spezieller Faszientechniken behandeln lassen oder man kann sich selbst eine Faszienrolle anschaffen. Wie sie eingesetzt wird, ist in unzähligen Übungen im Internet beschrieben, und auch wenn sie sich im Detail unterscheiden, haben sie eines gemeinsam: Durch die Behandlung mit der Faszienrolle kommt es zu einer Druckmassage des Muskels, er wird besser durchblutet, wodurch sich die Verspannung im Muskel löst. Wir bearbeiten also den Muskel und nicht die Faszie. Und ja, die Behandlung hat tatsächlich einen positiven Effekt auf den verspannten Muskel, aber leider nur temporär. Frag dich also, ob du dich wirklich ein Leben lang rollen möchtest.

Haltungskorrektor

Die Hersteller des Haltungskorrektors versprechen uns eine bessere Körperhaltung, indem uns dieses Hilfsmittel permanent daran erinnert, die Schultern optimal auszurichten und mit erhobenem Oberkörper und Kopf durchs Leben zu gehen. Dadurch soll sich die Muskulatur im Oberkörper kräftigen. Doch leider funktioniert das so nicht. Denn meistens sind diese Aufrichtbinden sehr flexibel. Gleichzeitig adaptiert unser

Körper Veränderungen, sodass wir diese nicht mehr wahrnehmen. Während man anfangs den Zug des Haltungskorrektors noch spürt, wird dieser Reiz im Verlauf abgeschwächt, damit klingt auch die Reaktion ab – wir sacken wieder in uns zusammen.
Deswegen lasse ich gerne einen sehr alten Haltungskorrektor wieder aufleben: den Spiegel. Setze dich vor einen Spiegel und kontrolliere deine Haltung. Sitzt du da mit einem Geiernacken und nach vorn gefallenen Schultern? Oder siehst du im Spiegel einen stolzen, aufrechten Schwan, der nur darauf wartet, von anderen schönen Schwänen entdeckt zu werden? Übe, immer häufiger ein stolzer Schwan zu sein.

Krankengymnastik

Krankengymnastik umfasst weitaus mehr als nur eine von der Krankenkasse bezahlte Massage.
Die allgemeine Krankengymnastik besteht laut Definition aus einer Vielzahl therapeutischer Maßnahmen zur Verbesserung von Kraft, Ausdauer, Gleichgewicht und Koordination sowie zur Linderung von Schmerzen durch funktionelle Bewegungsstörungen.
Der Krankengymnast führt am und mit dem Patienten passive und aktive Maßnahmen durch, um ein individuelles Therapieziel zu erreichen. Zudem wird gemeinsam mit dem Patienten ein Übungsprogramm erarbeitet, das er zu Hause absolvieren muss. Mit diesem individuellen Programm kann der Patient langfristig gegen seine Probleme vorgehen, da instabile Gelenke stabilisiert, Muskeln aufgebaut und das (muskuläre) Gleichgewicht verbessert werden.
Bei der gerätegestützten Krankengymnastik (KGG) werden medizinische Trainingsgeräte und Zugapparate eingesetzt. Auch hier ist das Ziel die Verbesserung von Kraft, Ausdauer, Beweglichkeit und Koordination. Außerdem soll der Patient lernen, eigenständig an Geräten im Fitnessstudio seinen Körper zu trainieren.
Die manuelle Therapie zielt darauf ab, die Beweglichkeit von Muskeln und Gelenken zu verbessern und Schmerzen zu lindern. Hierbei werden durch spezielle Handgriffe und Mobilisationstechniken Gliedmaßen und Gelenke gedehnt und gestreckt. Neben passiven Techniken lernt der Patient auch Übungen, die er zu Hause absolvieren soll, um den Therapieerfolg zu festigen.
Mit dem Reha(bilitations)sport ermöglichen die gesetzlichen Krankenkassen ihren Versicherten ein ärztlich verordnetes Gruppentraining, das von einem lizenzierten Übungsleiter geleitet wird. Durch die speziellen sowie vielseitigen Anwendungen von sportlichen (Gymnastik-)Übungen, spricht man auch gerne von einem Therapiekonzept, welches als „positive Einstiegsdroge" in ein bewegtes und gesundes Leben angesehen

werden kann. Daher ist es eigentlich für jeden Rückenschmerzpatienten Pflicht, sich eine Rehasport-Gruppe vor Ort zu suchen und regelmäßig (50 Therapieeinheiten) am Training teilzunehmen.

Osteopathie

In meinen Augen kommt die Osteopathie wie alle anderen alternativen Therapieverfahren immer dann ins Spiel, wenn die Schulmedizin, also der Orthopäde, versagt. Und frei nach dem Motto „Wer heilt, hat recht!" schafft es so mancher Osteopath, die Zusammenhänge von Muskel- und Gelenkspiel zu analysieren, um dem Patienten in einem weiteren Schritt dabei zu helfen, das fehlende Gleichgewicht im Körper wiederherzustellen.

Die Osteopathie geht auf den US-amerikanischen Arzt Andrew Taylor Still zurück. Sein Konzept beruht auf vier wesentlichen Grundannahmen, von denen ich als funktionell denkender Orthopäde die ersten drei teile: 1. Der Körper ist eine Funktionseinheit. 2. Die Funktion bestimmt die Körperstruktur und umgekehrt. 3. Der Körper besitzt die Fähigkeit zur Selbstregulation. Die vierte Grundannahme – die Rolle der Arterie ist essenziell – spielt in meinem ärztlichen Handeln jedoch keine Rolle.

Seit 2012 übernehmen in Deutschland einige Krankenkassen einen Teil der Behandlungskosten, wenn von ärztlicher Seite eine Bescheinigung über die Notwendigkeit einer osteopathischen Behandlung ausgestellt wird.

Yoga und Pilates

Vor Jahren noch despektierlich als gemeinschaftliches Hecheln bezeichnet, sollte es auch beim letzten Orthopäden angekommen sein, dass sowohl Yoga als auch Pilates einen positiven Einfluss auf unseren Körper haben. Dabei empfiehlt sich je nach Beschwerdesymptomatik eher die eine oder die andere Methode.

Die Grundgedanken des Yoga umfassen Meditation, Konzentration, Atmung und kontrollierte Bewegung. Der Körper soll mit der Seele in Einklang gebracht werden, was einen dazu bringt, den Stress und die Sorgen des Alltags auszublenden. Beim Pilates hingegen wird die Körpermitte gestärkt und gleichzeitig werden Körperhaltung und Flexibilität gefördert. Dies geschieht durch kontrollierte Bewegungen in Verbindung mit bewusster Atmung. Während beim Yoga die Muskelentspannung und das Dehnen für mehr Flexibilität im Vordergrund stehen, werden beim Pilatestraining die tief liegenden Muskelgruppen angesprochen und trainiert. Die Kräftigung der tiefen Bauch-, Beckenboden- und Rückenmuskeln wird bei verbesserter Körperwahrnehmung verstärkt.

Mein Tipp an dieser Stelle: Wer sich nicht zwischen den beiden Bewegungsformen entscheiden kann, sollte beide machen!

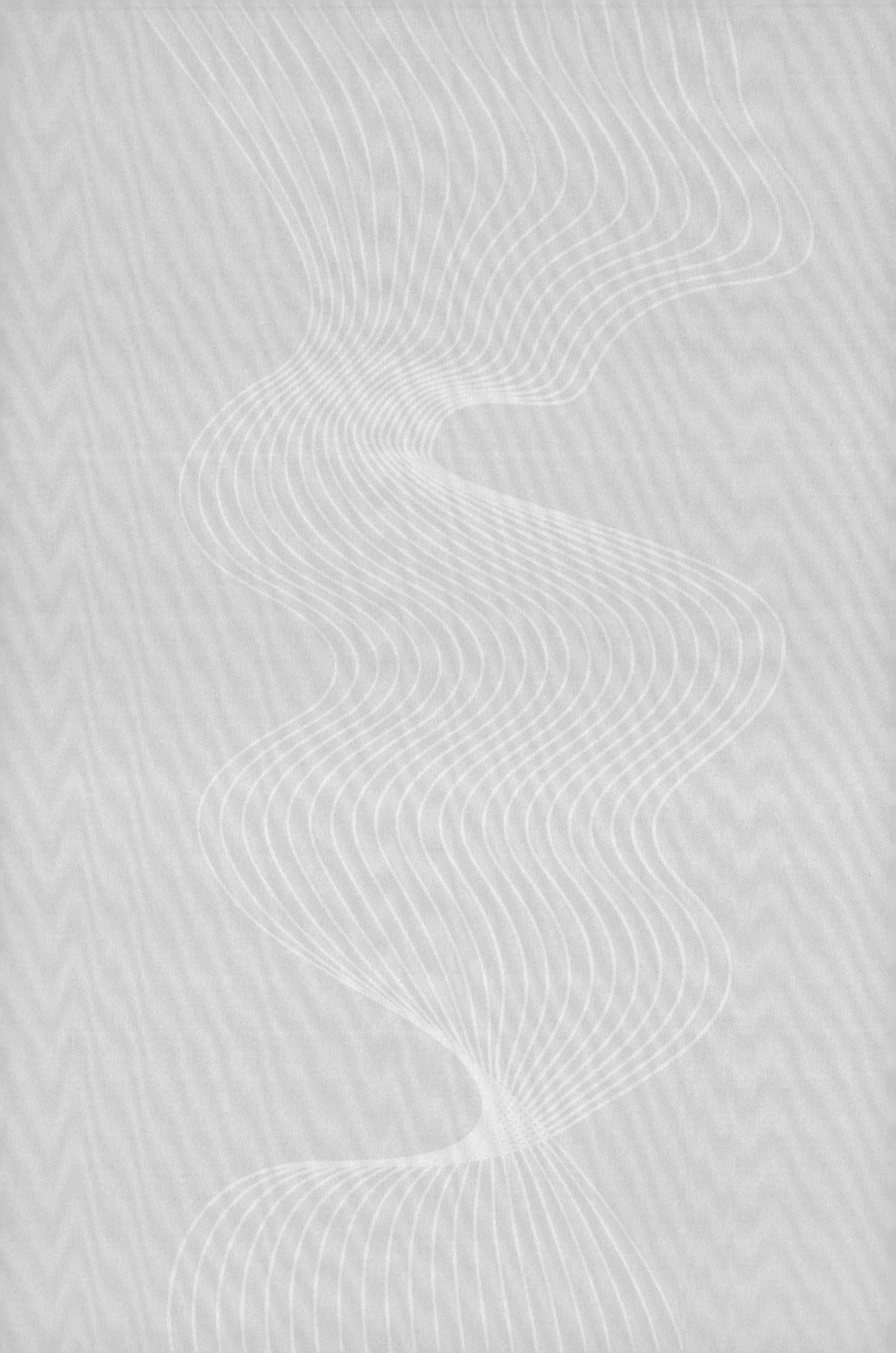

MEIN ÜBUNGS-PROGRAMM

Wer einen gesunden Rücken haben möchte, darf sich nicht zurücklehnen. Ganz im Gegenteil! Mit einem individuellen Trainingsprogramm als zielgerichtete Therapie können Rückenschmerzen langfristig gelindert und Rückfällen kann vorgebeugt werden.

DER PERFEKTE ÜBUNGS-MIX

Ein umfassendes Rückentraining sollte stets diese fünf Bereiche umfassen: Koordination und Propriozeption, das Beckenbodentraining, die Dehnung der beteiligten Muskelgruppen, die Kräftigung aller beteiligten Muskelgruppen und Übungen zur Core-Stabilität.

Je abwechslungsreicher, desto besser

Auch wenn wir uns das alle wünschen: Es gibt nicht die eine perfekte Übung für einen gesunden Rücken. Wie du bereits weißt, ist der Rücken schon für sich allein sehr komplex und die Tatsache, dass er über zahlreiche Verbindungen zu anderen Stellen unseres Körpers in Wechselwirkung steht, macht die Auswahl der Übungen nicht einfach.
Es geht auch, aber nicht nur darum, den Rücken zu dehnen oder zu kräftigen. Unser Rücken befindet sich in einem dynamischen Gleichgewicht zwischen Muskel-Agonisten und Muskel-Antagonisten (siehe Seite 18). Alle Muskeln müssen immer wieder auf verschiedene Positionen unseres Körpers reagieren. Diese Reaktionsfähigkeit ist abhängig von der Propriozeption (siehe Seite 24 ff.). Also muss auch diese trainiert werden und überhaupt braucht unser Rücken beziehungsweise unser Körper immer wieder neue Reize. Mit immer nur dem gleichen Reiz oder nur einer Übung stumpft das System nicht nur ab, sondern gerät auch aus dem Gleichgewicht. Hierdurch werden Strukturen einseitig belastet und beginnen zu verschleißen.

Bewegung ist Pflicht

Um Schluss mit Rückenschmerzen zu machen, müssen wir nicht unbedingt Sport treiben. Sport ist toll, doch in puncto Bewegung ist er die Kür. Pflicht hingegen sind die richtigen Bewegungen und Übungen. Jeder kann sein individuelles Bewegungsprogramm zusammenstellen, es sind nur die Bewegungsroutine und der erforderliche Bewegungsausgleich zu berücksichtigen sowie die Tatsache, dass ein Muskel sowohl flexibel als auch stark sein muss. Dieses Programm muss nicht lange dauern, es muss aber alle trainierbaren Bereiche umfassen:

Koordination und Propriozeption (ab Seite 108): Diese Übungen sorgen dafür, dass unser Rücken seine Aufgabe als wichtige Schaltzentrale für den Körper weiterhin oder wieder erfüllen kann.
Beckenbodentraining (ab Seite 111): Der Beckenboden ist die muskuläre Basis für unseren Rücken. Je stärker er ist, desto stärker ist der Rücken.
Flex-Übungen für die Muskeldehnung (ab Seite 114): Kommen bestimmte Muskelgruppen in der Bewegungsroutine zu kurz, werden sie irgendwann verkürzen. Um dem vorzubeugen, müssen sie gedehnt werden.
Strong-Übungen für die Muskelkräftigung (ab Seite 121): Je kräftiger die Muskulatur, umso stärker ist der Rücken und umso weniger Last müssen Wirbelsäule, Gelenke und Co. kompensieren.
Core-Stabilitätsübungen (ab Seite 128): Laufen, strecken, tragen, bücken – die Muskulatur, die unseren Rumpf stützt, ist an fast jeder Aktivität beteiligt und sollte daher stets gut trainiert sein. Ist sie es nicht, geht dies grundsätzlich auf Kosten des Rückens.

Hinweise zu den Übungen

Die Übungen sollten täglich wechseln, um dem Körper immer wieder etwas Neues zu gönnen. Am besten funktioniert das Ganze, wenn sämtliche Übungen in den Alltag integriert werden. Überall ist Bewegung möglich: vor dem Aufstehen im Liegen, beim Zähneputzen, beim Anziehen, auf dem Weg zur Arbeit, im Büro, abends auf der Couch. Mit Bewegung füttern wir nicht nur unseren inneren Schweinehund, damit er nicht mehr bellt, wir schaffen viel mehr: Wir arbeiten an unserer Rückengesundheit und werden mit jedem Tag merken, dass es uns leichter fällt. Natürlich wird es mal den einen oder anderen Rückschritt geben, aber so ist es auch beim Tanzschulen-Blues: Erst geht's zwei Schritte nach vorn, dann einen zurück. Nur um dann wieder zwei Schritte nach vorn zu tanzen. Also, sei ein Tänzer für deinen Rücken und mache die Bewegungsübungen, während du deine Lieblingsmusik hörst. Mit positiven Vibes gelingt bekanntlich alles besser. Ich bin davon überzeugt, dass du deinen richtigen Mix finden wirst. Und wenn du dich mal vor Schmerzen kaum bewegen kannst, dann schau einfach bei den Notfallübungen nach!

NOTFALL-ÜBUNGEN

Ab Seite 134 findest du meine Notfallübungen: Auch unterwegs, im Büro oder im Akutfall kannst du etwas für deinen Rücken tun.

Der tänzelnde Zähneputzer

Der erste Weg morgens ist der ins Badezimmer. Dort lagert dein luftgefülltes Balancekissen unterm Waschtisch, welches du geschickt mit einem Fuß hervorziehst.

Nun stellst du dich mit beiden Füßen drauf und versuchst das Gleichgewicht zu halten. Ziel ist es, dass deine Füße waagerecht auf dem Kissen stehen und nicht zu einer Seite abgekippt sind. Der Körper muss alle Muskeln ansteuern, um das Gleichgewicht zu halten.

Wenn dies gut und sicher gelingt, kannst du dabei die Zähne putzen oder dich nach dem Duschen auf dem Kissen stehend abtrocknen. Profis schaffen das auch irgendwann auf einem Bein, aber wie immer geht hier Sicherheit vor.

Dauer: 2 x 3 Minuten (Zahnputzzeit) pro Tag

Tipp: Wer kein Balancekissen zur Hand hat, kann auch ein oder zwei zusammengeknüllte Handtücher als Untergrund nutzen.

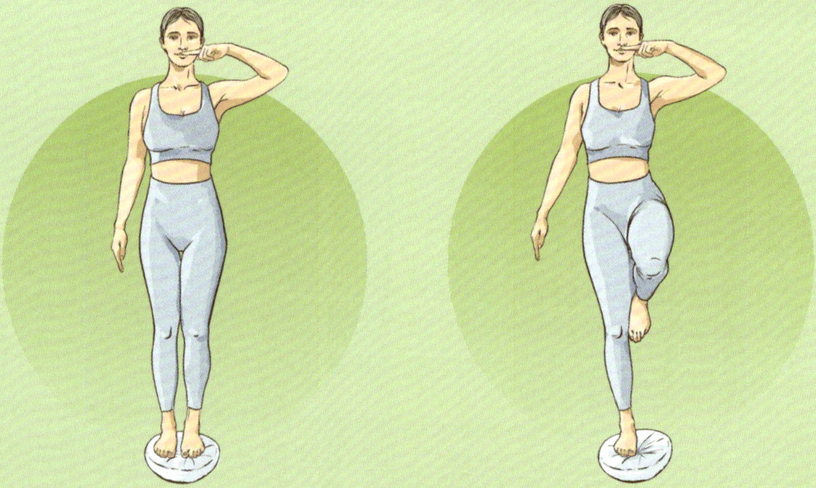

Der Socken-Patrick

Wer sich beim Zähneputzen noch geschont hat, der muss beim Sockenanziehen ran. Wenn nach dem Duschen die Füße gut abgetrocknet sind, müssen die Socken über den Fuß. Hierzu setzt du dich mal nicht auf den Badewannenrand oder die Bettkante, sondern ziehst die Socken im Stehen an. Da mein geschätzter Kollege Dr. Patrick Julius bei jeder Veranstaltung diese Übung eindrucksvoll vorführt, habe ich sie vor langer Zeit nach ihm benannt.

Nimm den Socken in die Hand, hebe das zu bestrumpfende Bein an, sodass es im Hüft- und Kniegelenk um mindestens 90 Grad gebeugt ist, und ziehe den Socken elegant über den Fuß.

Wichtig ist, die Bewegungen langsam durchzuführen. Das gelingt nur, wenn du permanent das Gleichgewicht hältst. Solltest du doch mal zu sehr ins Wackeln geraten, dann besser den Socken fallen lassen und noch mal von vorn starten.

Dauer: 2 x 1 Minute pro Tag – denn abends werden die Socken in gleicher Position wieder ausgezogen

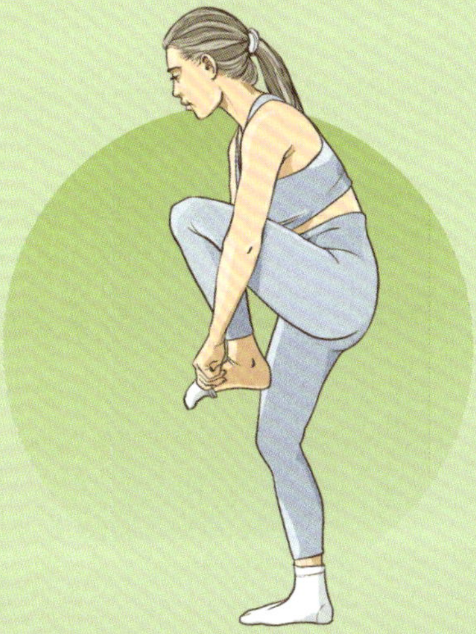

Das Gummiband-Bein

Befestige ein Gymnastikband an einem schweren oder nicht verschiebbaren Gegenstand, wie zum Beispiel am Treppengeländer, an der Heizung oder an einem schweren Tischbein.

Dann trittst du mit einem Bein in das geschlossene Band, legst es etwas über Knöchelhöhe und bewegst dich mit dem Bein von der Befestigung weg nach hinten, wodurch zunehmend Spannung auf das Band kommt.
Das ist die Ausgangsposition.

Im sicheren Einbeinstand führst du nun das gestreckte Gummiband-Bein nach hinten. Der Körper muss über das andere Bein das Gleichgewicht halten, während der Zug bei der Bewegung des Beines nach hinten immer stärker wird. Langsam wieder nachgeben, zurück in die Ausgangsposition und die Bewegung wiederholen.

Dauer: 10 bis 15 Wiederholungen mit jedem Bein

Tipp: Am Anfang empfiehlt sich das Arbeiten mit weniger Spannung.

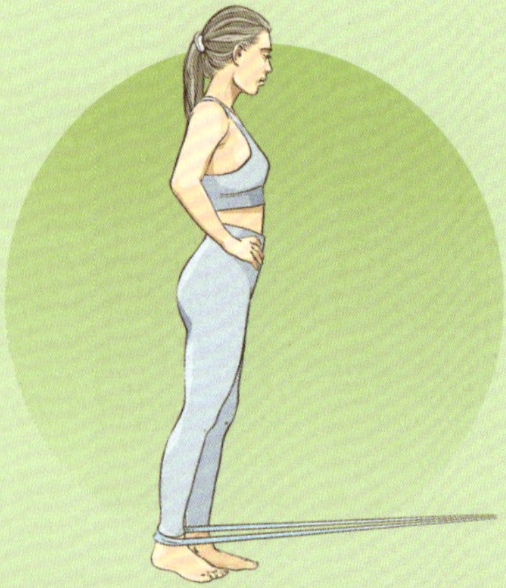

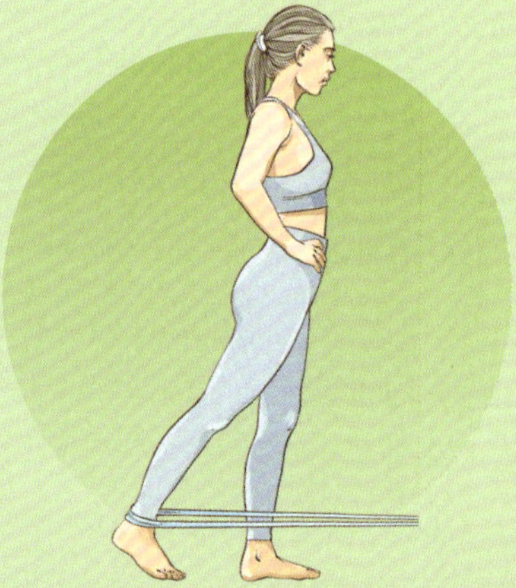

Der Beckenboden-Regenschirm

Setze dich aufrecht auf einen Stuhl oder einen Hocker. Lege die Hände unter die Sitzbeinhöcker – das sind die beiden am Popo tastbaren knöchernen Höcker, die nun auf deinen Handinnenflächen zum Liegen kommen.

Jetzt bewege diese beiden Knochenpunkte aufeinander zu. Man kann sich den Beckenboden wie einen offenen Regenschirm vorstellen, der unser knöchernes Becken auskleidet – und wir möchten diesen Schirm aktiv schließen. Hierzu spannen wir alles an, damit weder vorne Wasser noch hinten ein Pups den Körper verlassen kann. Das machen wir nicht schnell, sondern spannen langsam an, halten die Spannung und lassen dann wieder langsam los.

Du musst dir das wie eine Kurve vorstellen, die langsam ansteigt, während du den Beckenboden anspannst, dann einen Moment oben bleibt, während du die Spannung hältst, und schließlich langsam wieder absinkt, wenn du den Beckenboden entspannst.

Dauer: Je öfter umso besser. Über den Tag verteilt mindestens 30 Wiederholungen

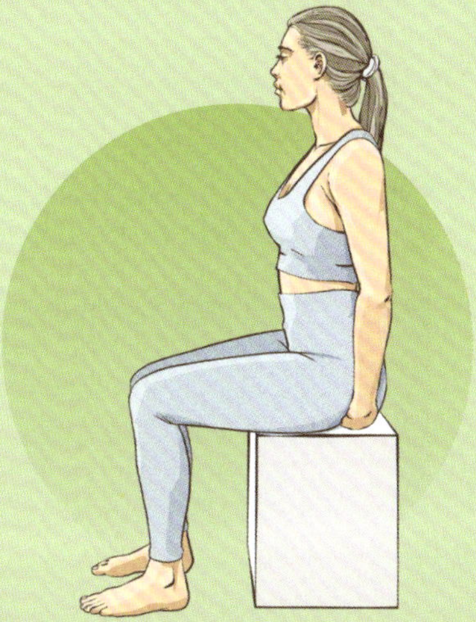

Die Beckenbrücke

Lege dich auf den Rücken und stelle die Füße auf. Die Arme liegen entspannt neben dem Körper.

Nun hebe das Becken kontrolliert an, indem du die Gesäß- und Beckenbodenmuskulatur anspannst. Der Rücken bleibt gerade, während du das Becken anhebst, bis Schultern, Hüften und Knie eine Linie bilden.

Diese Position 10 bis 15 Sekunden halten, bevor du das Becken langsam absenkst.

Dauer: 5 bis 10 Wiederholungen hintereinander oder über den Tag verteilt

Tipp: Die Beckenbrücke trainiert nicht nur den Beckenboden, sondern auch die Gesäßmuskulatur und stärkt den Core.

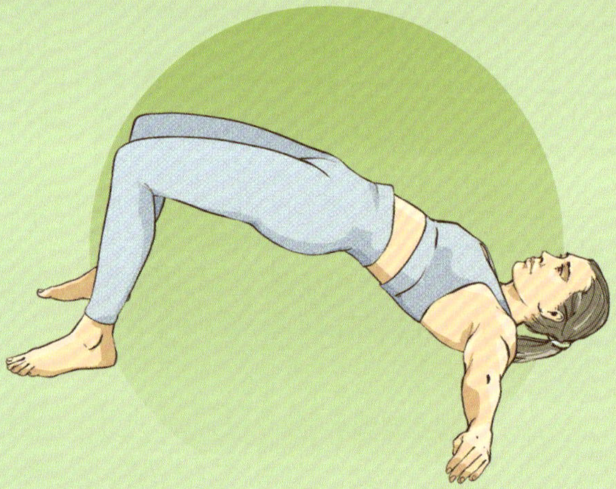

Druck gegen die Beine

Setze dich aufrecht auf einen Stuhl oder einen Hocker, die Beine sind hüftbreit geöffnet.

Nun drückst du mit beiden Händen gegen die Innenseite der Knie, um die Beine nach außen zu schieben. Gleichzeitig hältst du mit den Knien dagegen. Dabei spannst du deinen Beckenboden an.

5- bis 10-mal drücken und lösen.

Dauer: 10 bis 15 Wiederholungen hintereinander, je öfter am Tag, umso besser

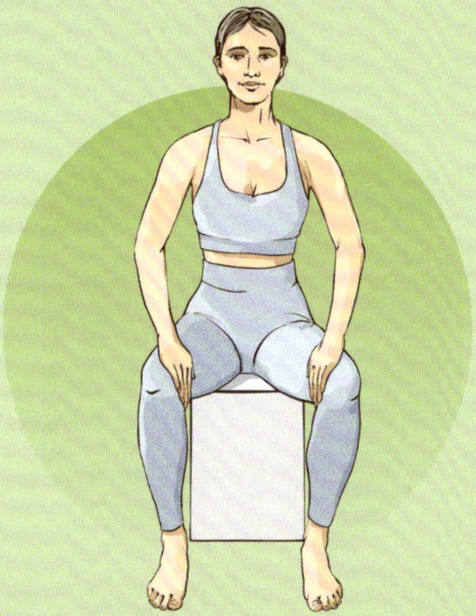

Nicht lang schnacken, Kopf in den Nacken

Das ist die einfachste Übung in diesem Buch und gleichzeitig auch eine der wichtigsten. Dabei wird die verkürzte vordere Halsmuskulatur aufgedehnt. Viele werden feststellen, dass ihnen diese Bewegung richtig Probleme bereitet.

Der Kopf wird langsam nach hinten überstreckt: Setze dich aufrecht auf einen Stuhl oder einen Hocker und lege den Kopf, so weit es geht, in den Nacken, um in dieser überstreckten Position 15 bis 20 Sekunden zu verweilen.

Wer es in der Endposition nicht mehr schafft zu schlucken, hat noch ein volles Bewegungsausmaß nach hinten.

Dauer: 5 Wiederholungen

Tipp: Du kannst die Übung auch im Stehen machen.

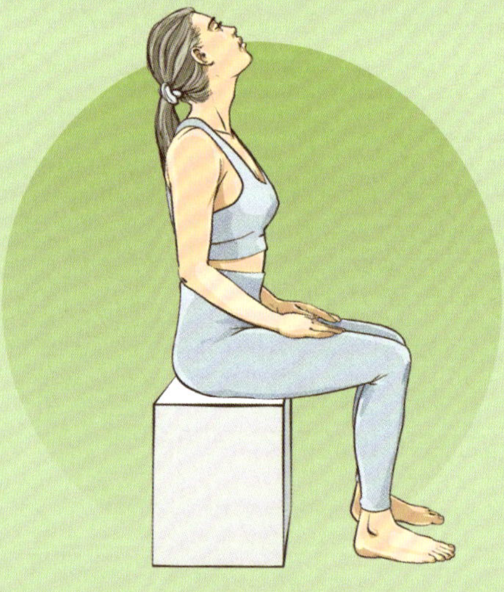

Ab an die Wand

Mit dieser Übung wird die Brust- und Schultermuskulatur aufgedehnt: Stelle dich seitlich an eine Wand und lege die rechte Handinnenfläche an die Wand. Bewege dich nun mit deinem Körper nach vorne – die Hand bleibt an der Wand, sodass sich der rechte Arm streckt.

So erreichst du die Position, in der du im rechten Schultergelenk maximal überdehnt bist. Diese Position 20 bis 30 Sekunden halten, dann in die Ausgangsposition zurückgehen. Nun die Seite wechseln, um die linke Brust- und Schultermuskulatur aufzudehnen.

Wenn du nicht nur eine Wand, sondern sogar eine Raumecke zur Verfügung hast, kannst du beide Schultern gleichzeitig aufdehnen. Dafür breitest du die Arme aus und legst rechts und links die Hände gegen die Wände. Nun bewegst du dich mit ausgebreiteten Armen in die Ecke hinein.

Dauer: 5 Wiederholungen pro Seite

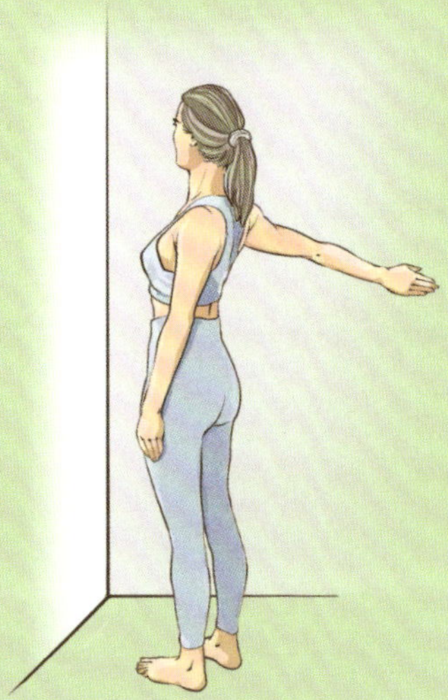

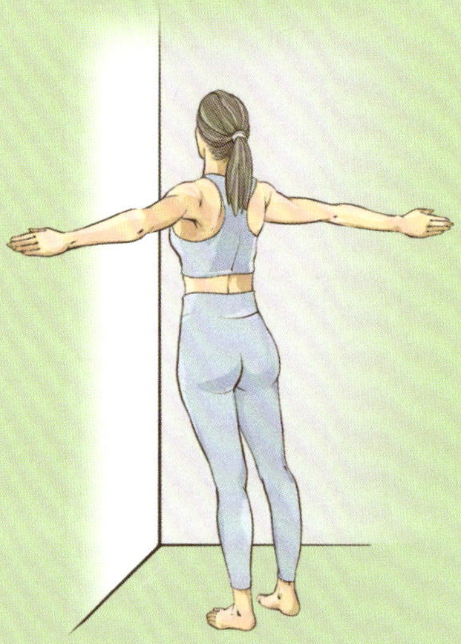

Der Bodenkriecher

Knie dich mit aufrechtem Oberkörper auf den Boden. Beuge dich nach vorn, bis deine Hände auf dem Boden zu liegen kommen.

Neige nun dein Kinn auf die Brust und schiebe die Hände nach vorn vom Körper weg. Strecke die Arme aus, so weit es geht, dabei nähert sich der Oberkörper dem Boden so weit wie möglich. Verharre in dieser Position 20 bis 30 Sekunden.

Dann ziehe die Hände und Arme wieder zurück, wobei du dich mit dem Oberkörper einrollst, um jedes Segment der Wirbelsäule wieder in die Streckung zu bringen, bis der Rücken wieder aufgerichtet ist.
Führe die Bewegung langsam durch.

Dauer: 5 Wiederholungen

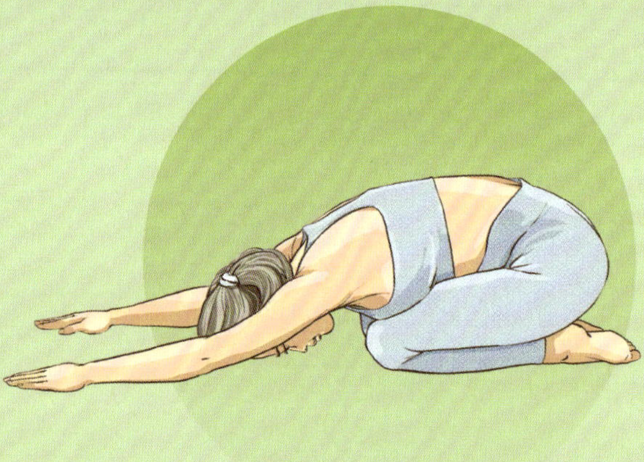

Der Hüftkrieger

Du stehst aufrecht, die Füße sind hüftbreit geöffnet. Mache mit dem rechten Fuß einen großen Schritt nach vorne und beuge dann das rechte Knie, sodass es sich direkt über dem Knöchel befindet. Strecke das linke Bein nach hinten aus und halte es dabei gerade.

Hebe nun beide Arme gestreckt an – einen nach vorn und einen nach hinten –, bis sie parallel zum Boden sind. Halte den Rücken in dieser Position gerade, blicke nach vorn und versuche mit dem Körper noch weiter abzusinken. Je stärker das Absinken, umso stärker die Dehnung der linksseitigen Hüftbeuger.

Halte diese Position mindestens 20 bis 30 Sekunden, dann gehe zurück in die Ausgangsposition und wiederhole die Übung zur anderen Seite.

Dauer: 5 Wiederholungen pro Seite. Die Position darf auch gerne länger als 20 bis 30 Sekunden gehalten werden

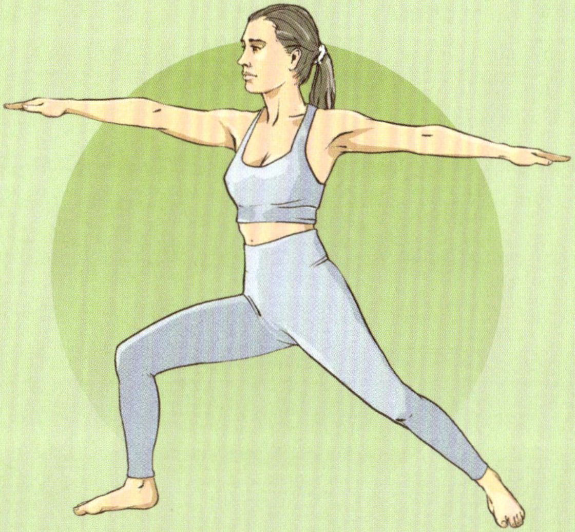

Die Hüftsonne

Knie dich auf den Boden und verlagere deinen Oberkörper mit geradem Rücken langsam nach hinten, bis du die Dehnung im vorderen Hüft-Leisten-Bereich spürst.

Wenn du hierbei das Gleichgewicht nicht halten kannst oder die Einnahme der Position Schwierigkeiten bereitet, stützt du dich am besten mit deinen Händen am Boden oder auf einem Hocker ab.

Halte diese Position mindestens 20 Sekunden.

Dauer: 10 Wiederholungen

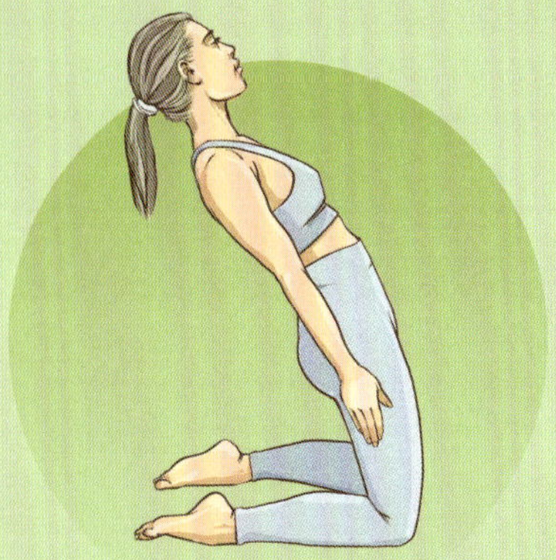

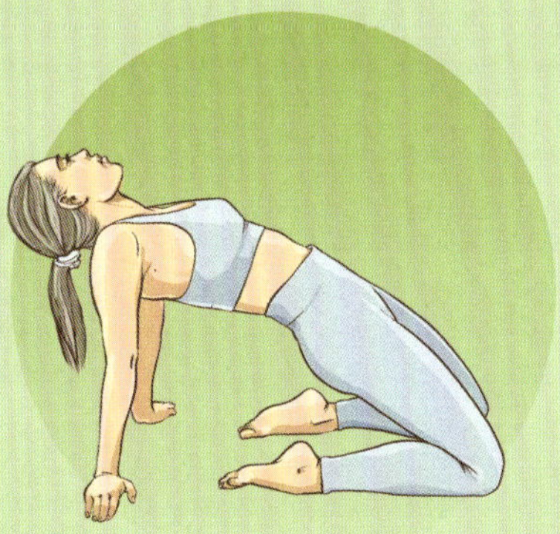

Die Ischio-Verbeugung

Stelle dich aufrecht hin und platziere einen Fuß auf einer erhöhten Fläche, wie zum Beispiel einem Stuhl oder einer Bank. Halte das aufgestellte Bein gestreckt und ziehe die Zehen nach oben.

Beuge dich nun mit geradem Rücken langsam nach vorn, bis du eine Dehnung an deiner Oberschenkelrückseite spürst. Halte diese Position mindestens 20 Sekunden, dann gehe zurück in die Ausgangsposition und mache die Übung mit dem anderen Bein.

Zur Intensivierung dieser Übung kannst du die erhöhte Fläche weglassen.

Dauer: 5 Wiederholungen pro Seite. Die Position darf auch gerne länger als 20 bis 30 Sekunden gehalten werden

Tipp: Falls dir das Stehen auf einem Bein schwerfällt, kannst du die Übung auch mit dem Rücken oder dem Gesäß an eine Wand gelehnt durchführen.

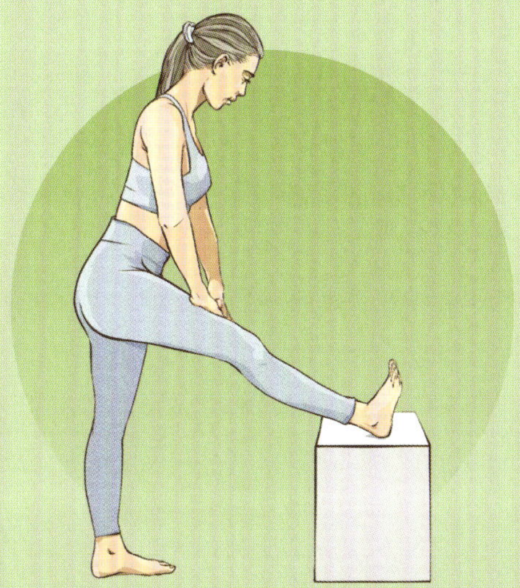

Der einbeinige Langsitzer

Setze dich auf den Boden. Strecke ein Bein aus und lege die Fußsohle des anderen Beines gegen die Innenseite des gestreckten Beins. Halte den Rücken gerade und ziehe den Fuß des gestreckten Beins an.

Beuge dich nun langsam aus der Hüfte nach vorn und umfasse mit beiden Händen den Vorfuß des gestreckten Beines. Solltest du am Anfang nicht so tief kommen, dann umfasse den Unterschenkel oder Knöchel.

In der maximal erreichbaren Position verbleibst du 20 bis 30 Sekunden. Dann gehe zurück in die Ausgangsposition und wiederhole die Übung auf der anderen Seite.

Dauer: 5 Wiederholungen pro Seite. Die Position darf auch gerne länger als 20 bis 30 Sekunden gehalten werden

Tipp: Du kannst als Unterstützung ein Handtuch um die Fußsohle legen und dich daran sanft nach unten ziehen.

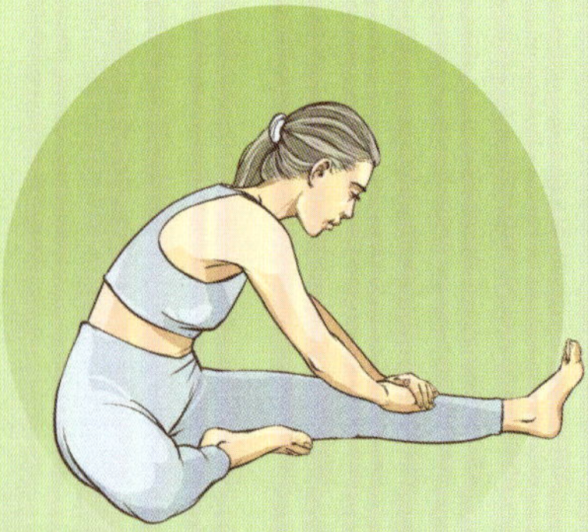

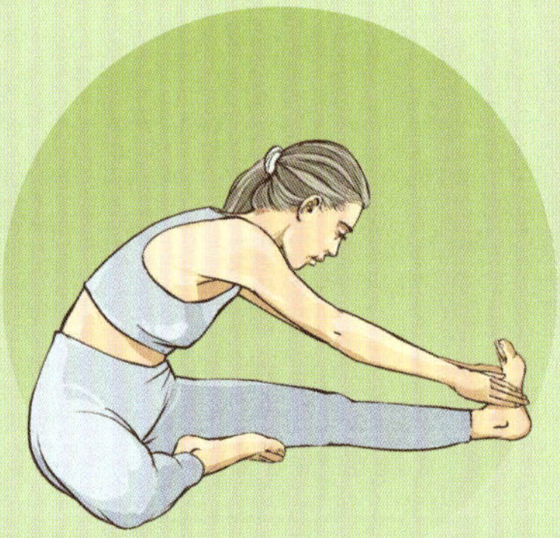

Mit dem Kopf gegen die Wand

Damit du deine Nackenmuskulatur nicht ständig dehnen musst, braucht sie die passende Kräftigung, die durch eine Bewegung gegen einen Widerstand entsteht. Bei dieser Übung ist der Widerstand eine Wand.

Stelle oder setze dich mit dem Rücken zur Wand und lege deinen Kopf dagegen. Falls dies aufgrund (d)eines Geiernackens nicht klappt, lege ein Kissen zwischen deinen Kopf und die Wand.

Nun schiebe den Kopf mit maximaler Kraft gegen die Wand. Halte den Druck gegen die Wand 10 Sekunden, um danach 10 Sekunden wieder zu entspannen. Wiederhole diesen Vorgang insgesamt 2 Minuten lang.

Dauer: 3 x 2 Minuten pro Tag, am besten jeweils morgens, mittags und abends

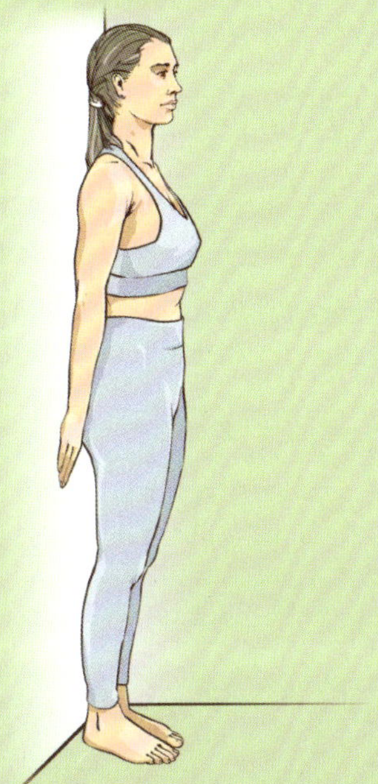

Der liegende Nackenflieger

Lege dich auf den Bauch, die Arme liegen locker neben dem Körper, die Handflächen zeigen nach unten. Die Füße liegen etwa hüftbreit auf dem Boden.

Ziehe nun die Arme und Schultern nach hinten, hebe dabei Kopf und Arme leicht an. Die Nasenspitze zeigt Richtung Boden. Verbleibe in dieser Position 10 bis 15 Sekunden.

Durch das kurze Anheben des Kopfes aktivieren wir die kurzen Nackenmuskeln, durch das Anheben der Arme trainieren wir die Muskulatur der Brustwirbelsäule und die rückseitige Schultermuskulatur.

Dauer: 5 Wiederholungen

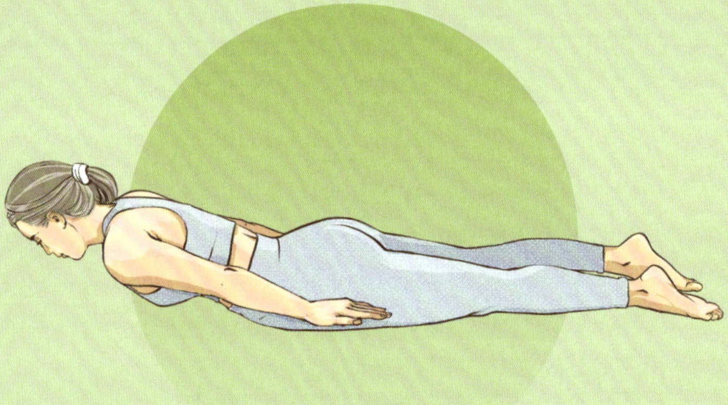

Das Schultergummi

Für diese Übung brauchst du wieder ein Gymnastikband. Befestige es mithilfe eines Türankers an einer Tür oder binde es an einen anderen schweren Gegenstand. Die beiden Enden des Bandes hältst du in deinen Händen. Je größer du den Abstand zur Befestigungsstelle wählst, desto mehr nimmt die Widerstandskraft zu.

Um die obere Rücken- und hintere Schultermuskulatur zu stärken, ziehst du das Band langsam mit gestreckten Armen hinter den Körper und hältst es dort 5 Sekunden. Achte dabei auf deinen Stand: Bauch rein, Brust raus, erhobener Kopf.

Modifiziere diese Übung, indem du die Arme beim Herunterziehen um 45 Grad vom Körper abspreizt.

Dauer: 3 Sätze mit je 15 Wiederholungen

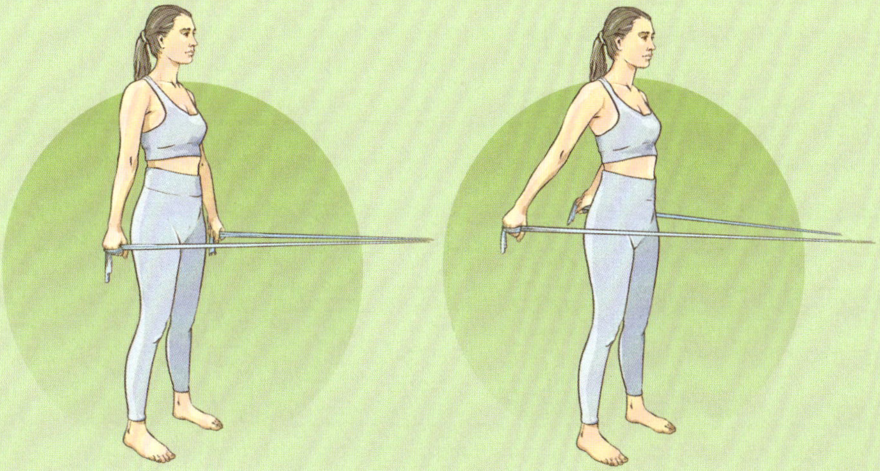

Der Wirbelsäulenöffner

Gehe in den Vierfüßlerstand. Lege die linke Handinnenfläche auf deinen Nacken und drehe deinen Körper auf, indem du deinen linken Ellenbogen in Richtung Decke bewegst.

Bleibe 5 Sekunden in dieser Position und drehe deinen Oberkörper wieder langsam zurück, über die Ausgangsposition hinaus, sodass der Ellenbogen diagonal unter dem Bauch in Richtung Knie geführt wird. Das Knie bleibt dabei auf dem Boden.

Verharre auch in dieser Position 5 Sekunden. Dann wiederhole die Übung.

Dauer: 10 bis 15 Wiederholungen pro Seite

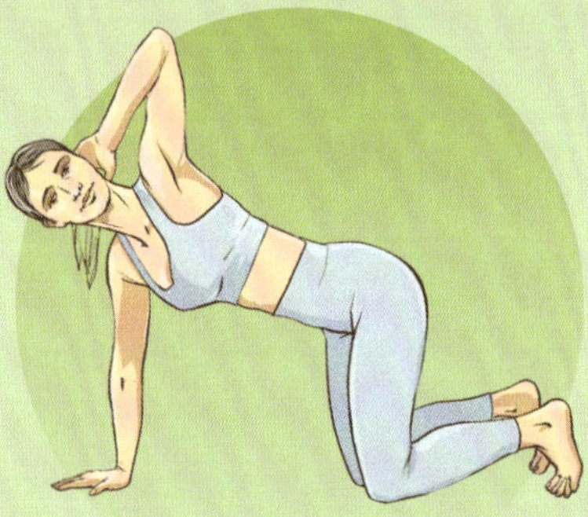

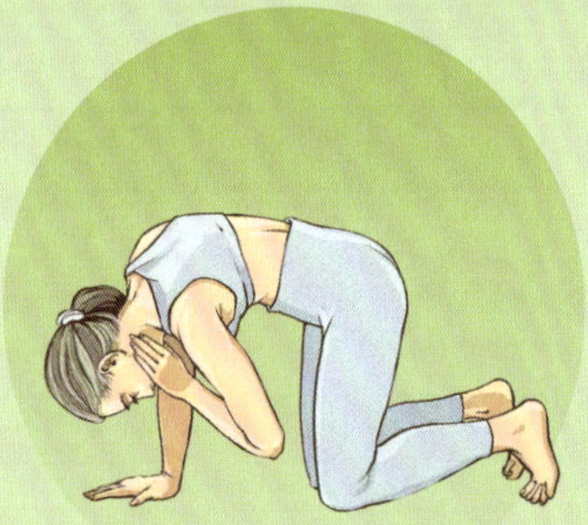

Der Kastenbauch

Mit einem Getränkekasten lassen sich nicht nur Flüssigkeiten transportieren, er kann auch beim Training nützlich sein. Du kannst die Übung aber auch mit einem Stuhl, einem Sofa oder einem Bett machen. Lege ein Kissen auf den Kasten und begebe dich in die Stufenlagerung. Das heißt, du legst dich auf den Boden und legst die Beine im rechten Winkel auf dem Kasten ab.

Nun stell dir vor, dass rechts und links neben dem Kasten eine Flasche mit deinem Lieblingsgetränk steht, die du unbedingt haben möchtest: Richte deinen Oberkörper auf, sodass du eine Anspannung deiner Bauchmuskeln spürst, und versuche, die imaginäre Flasche zu greifen. Dafür greifst du mit beiden Armen nach vorn in Richtung Kasten und streckst dann abwechselnd den rechten und den linken Arm mehr als den anderen. Das Ganze, ohne zwischendurch den Oberkörper abzulegen.

Dauer: Zu Beginn so oft, wie du es schaffst. Im Training mindestens 10 Wiederholungen pro Seite

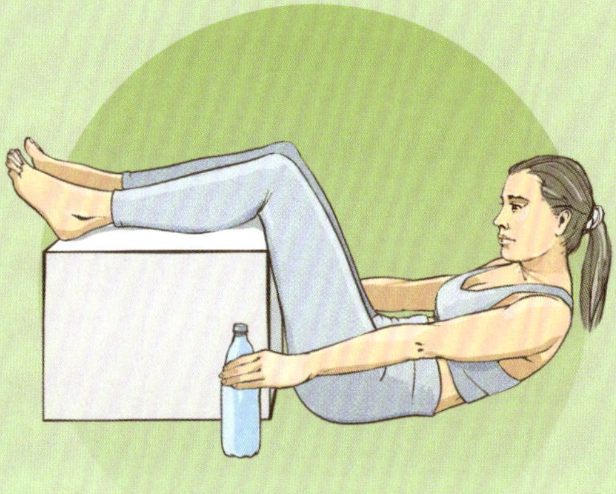

Der Drehmann

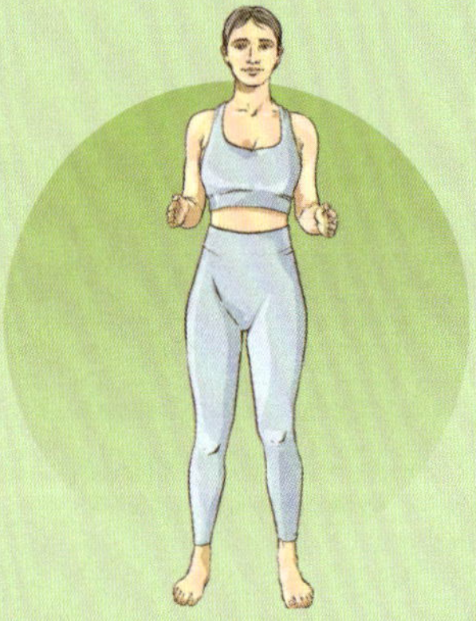

Jetzt trainieren wir unsere seitlichen Bauchmuskeln, und zwar direkt mit der doppelten Dosis! Denn dank dieser Übung werden sie sowohl gekräftigt als auch gedehnt.

Stelle dich aufrecht hin, die Füße sind hüftbreit geöffnet. Der Oberkörper ist gerade, die Arme liegen dicht am Körper an und sind in den Ellenbogengelenken um 90 Grad angewinkelt.

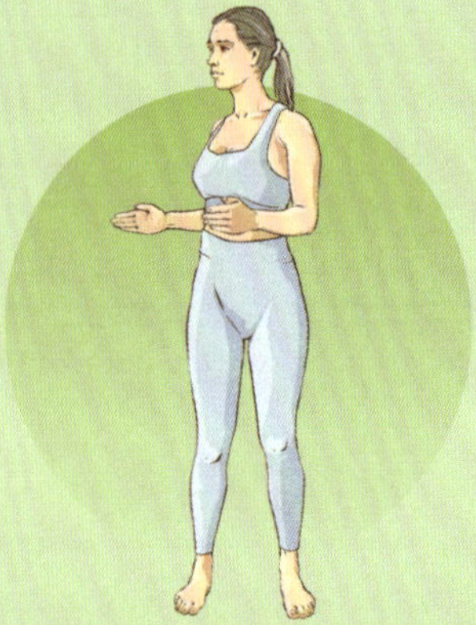

Drehe jetzt erst langsam und mit zunehmender Dauer immer schneller deinen Oberkörper abwechselnd nach rechts und links. Achte darauf, dass du das volle Bewegungsausmaß anstrebst und erreichst.

Du kannst die Übung intensivieren, indem du die Arme nach vorn ausstreckst oder die Arme zu den Seiten ausstreckst oder zwei gefüllte Flaschen in den Händen hältst.

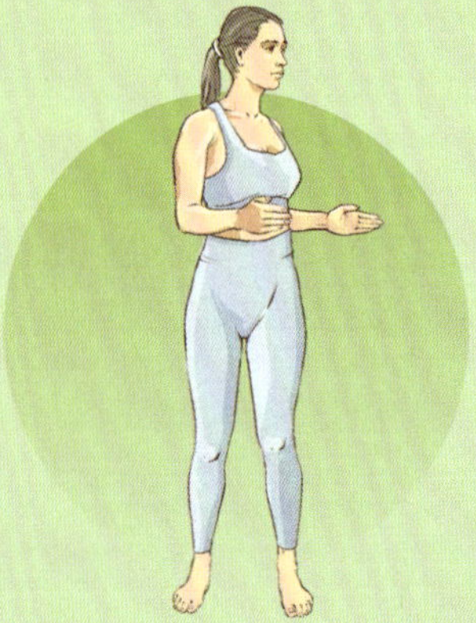

Dauer: 2 x 30 Sekunden

Der seitliche Beinheber

Diese Übung kräftigt die Hüft- und Gesäßmuskeln, die in einer Kette mit der Rückenmuskulatur stehen. Lege dich auf die Seite. Für ein angenehmes Liegen kannst du deinen Kopf auf ein Kissen stützen. Das untere Bein winkelst du an, den oberen Arm legst du seitlich auf den Körper. Nun hebe und senke das obere Bein, während das untere Bein liegen bleibt.

Zur Intensivierung der Übung drückst du mit der oberen Hand gegen den Oberschenkel und erzeugst so einen stärkeren Widerstand. Oder du streckst auch das untere Bein aus, was zusätzlich die Koordination fördert.

Dauer: 10 Wiederholungen pro Seite

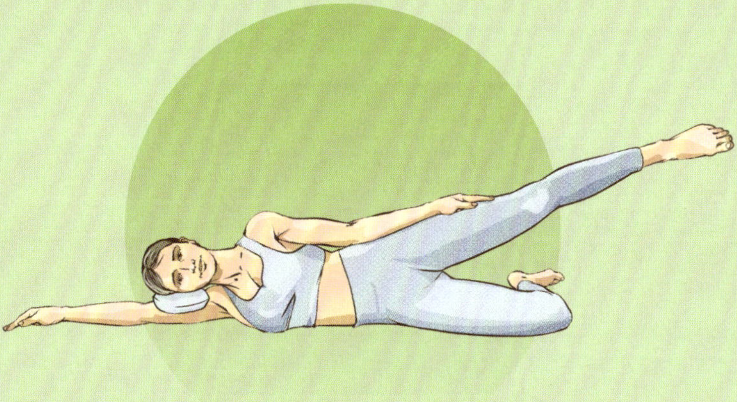

Der Supergrobi

Neben den Core-Muskeln wird bei dieser Übung zusätzlich die rückseitige Arm- und Beinmuskulatur gekräftigt.

Gehe in den Vierfüßlerstand. Die Schultern befinden sich direkt über den Händen, die Hüftknochen über den Knien. Hebe den rechten Arm und das linke Bein an und bringe beides in eine Streckstellung parallel zum Boden. Bestenfalls bilden Bein, Rumpf, Wirbelsäule und Arm eine gerade Linie. Dann führst du den rechten Ellenbogen und das linke Knie langsam diagonal unter der Körpermitte zusammen.

Halte die Endposition jeweils 3 Sekunden.

Dauer: 10 bis 15 Wiederholungen

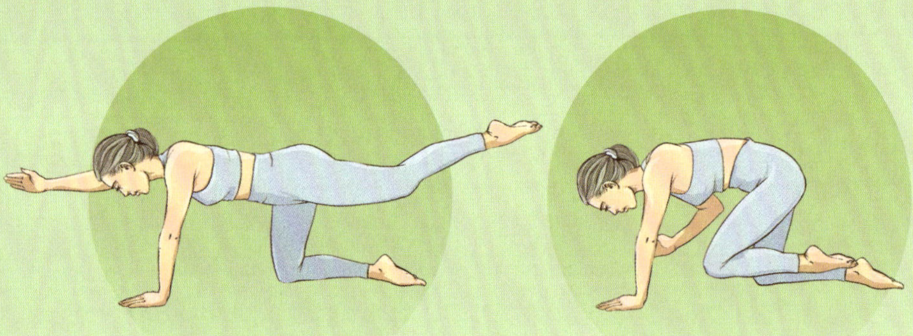

Der Flieger

Stelle dich aufrecht hin und hebe beide Arme seitlich an, bis sie waagerecht zum Boden sind. Nun hebe das linke Bein nach hinten an und senke Rumpf und Arme nach vorn ab. Bein und Oberkörper bilden eine gerade Linie.

Unerfahrene „Flieger" halten sich bei dieser Übung am besten an einem Tisch fest. Achte dabei darauf, dass deine Arme in der waagerechten Position bleiben.

Verweile in der Endposition möglichst mindestens 5 Sekunden. Dann wiederhole die Übung zur anderen Seite.

Dauer: 5 Wiederholungen pro Seite

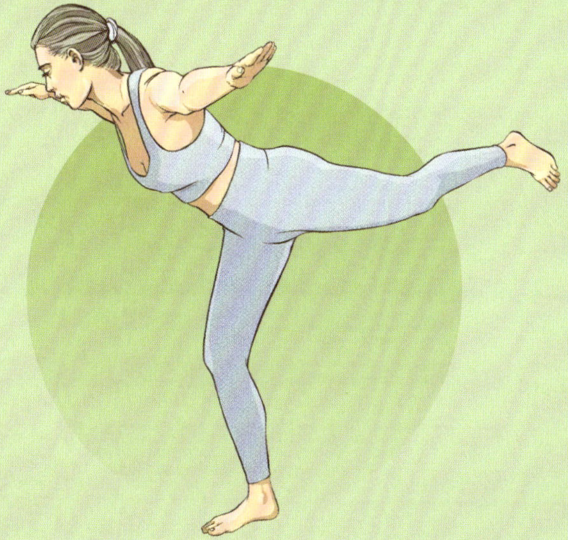

Der Plank

Der Plank ist hocheffektiv für unsere Core-Stabilität und kann modifiziert auch von Ungeübten durchgeführt werden.

Lege dich auf den Bauch. Beuge deine Arme und lege die Unterarme parallel zueinander auf den Boden. Die Ellenbogen befinden sich dabei genau unter den Schultern. Spanne deinen Bauch an und hebe Hüfte und Beine vom Boden ab. Die Füße ruhen auf den Zehenspitzen. Dein Körper sollte sich in einer Linie befinden. Halte diese Position so lange wie möglich. Am Anfang werden das nur wenige Sekunden sein, du wirst dich aber sehr schnell steigern.

Wenn dir diese Form zu schwer ist, lasse die Knie auf dem Boden und hebe nur Hüfte und Oberkörper an.

Dauer: 3 Wiederholungen, die Position jedes Mal so lange wie möglich halten

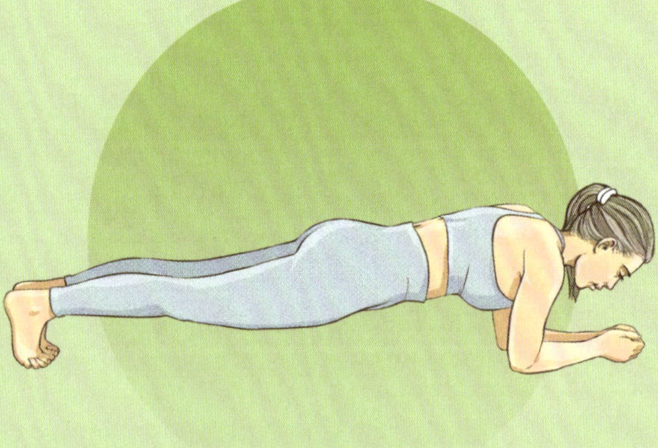

Der Hacker

Bewegungsanfänger machen diese Übung am besten im Stehen. Halte deine Arme im rechten Winkel seitlich am Oberkörper. Dann hackst beziehungsweise wippst du mit den Unterarmen rauf und runter und steigerst hierbei die Geschwindigkeit. Je weiter du deine Arme dabei ausstreckst, umso stärker wirken die Kräfte.

Fortgeschrittene legen sich für diese Übung auf den Bauch und drücken den Bauchnabel auf den Boden, während Oberkörper, Arme und Beine leicht angehoben sind. Dann fangen die Arme, die entweder zur Seite oder nach vorn gestreckt sind, an zu hacken.

Dauer: 3 Wiederholungen mit je 30 Sekunden im Stehen und bis zu 20 Sekunden im Liegen

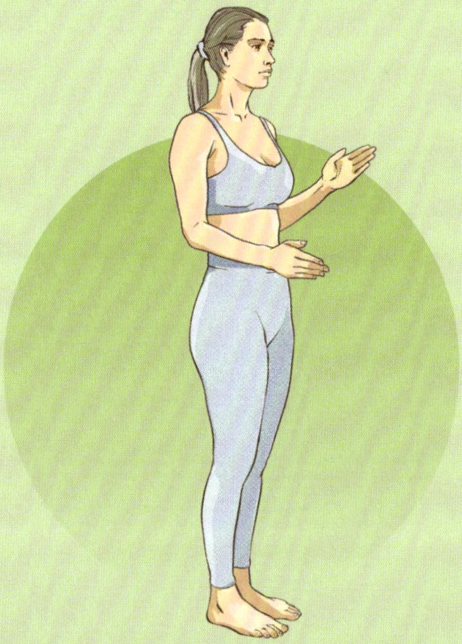

Der Allerwertesten-Heber

Setze dich auf den Boden und stütze deine Hände hinter dem Rücken auf. Hebe deinen Po so hoch, dass Fersen, Beine, Hüfte, Rumpf und Oberkörper zusammen mit dem Kopf eine möglichst gerade Linie bilden.

Hebe nun langsam ein Bein (etwa im 45-Grad-Winkel) Richtung Decke, halte es 5 Sekunden und lege die Ferse wieder ab. Wiederhole dies mit dem anderen Bein.

Dauer: 10 Wiederholungen pro Seite

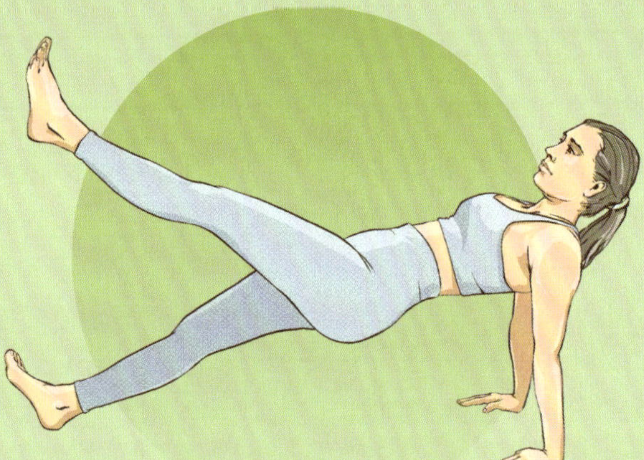

Die kreisende Hüfte

Neben dem Core trainieren wir mit dieser Übung auch unseren Trizeps, den großen Rückenmuskel, die seitlichen Bauchmuskeln sowie die gesamte stabilisierende Hüftmuskulatur – und das alles im Sitzen.

Setze dich auf eine Stuhlkante, halte dich mit den Händen an der Kante fest und winkle die Arme leicht an. Ziehe den Bauchnabel zur Wirbelsäule, während du gleichzeitig den Oberkörper nach hinten bringst. Hierbei verlagert sich das Gewicht auf die Sitzbeinhöcker.

Nun erst ein Bein und dann das andere anheben, dabei auf den Sitzbeinhöckern balancieren und die Knie etwa auf Brusthöhe leicht gebeugt halten. Den Brustkorb wenn möglich dabei öffnen und die Schultern von den Ohren wegfallen lassen. Aus der Hüfte heraus ziehst du nun mit den geschlossenen Beinen kleine Kreise im Uhrzeigersinn.

Dauer: 5 bis 10 Wiederholungen, jeweils im und gegen den Uhrzeigersinn im Wechsel

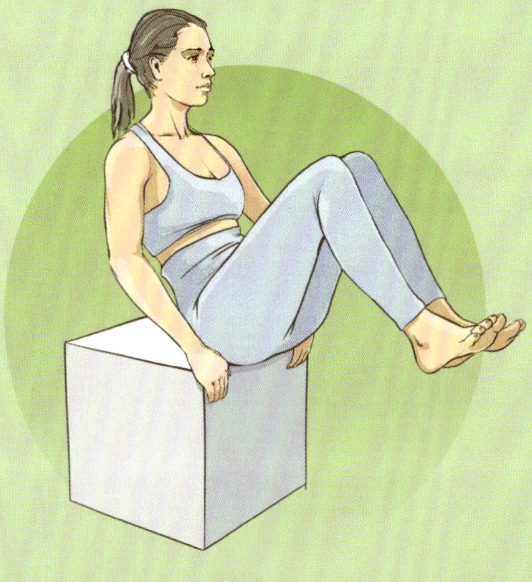

Die Nackenentspanner

Bei Halswirbelsäulen-Beschwerden sind meistens die Muskeln verspannt. Dann ist neben Wärme das Dehnen der Muskulatur erforderlich. Im Hals- und Nackenbereich machst du dies am besten im Sitzen oder Stehen.

Lege deine Hände in den Nacken, sodass die Daumenballen auf dem tastbaren kleinen Knochenvorsprung hinter dem Ohr liegen. Ziehe die Ellenbogen vor das Gesicht.

Nun ziehe langsam den Kopf mit beiden Händen nach vorne unten, sodass sich deine Kinnspitze der Brust nähert. Versuche dabei die Schultern nach unten hängen zu lassen und halte diese Postition möglichst 1 Minute lang.

Dauer: 2 Wiederholungen, mehrfach am Tag

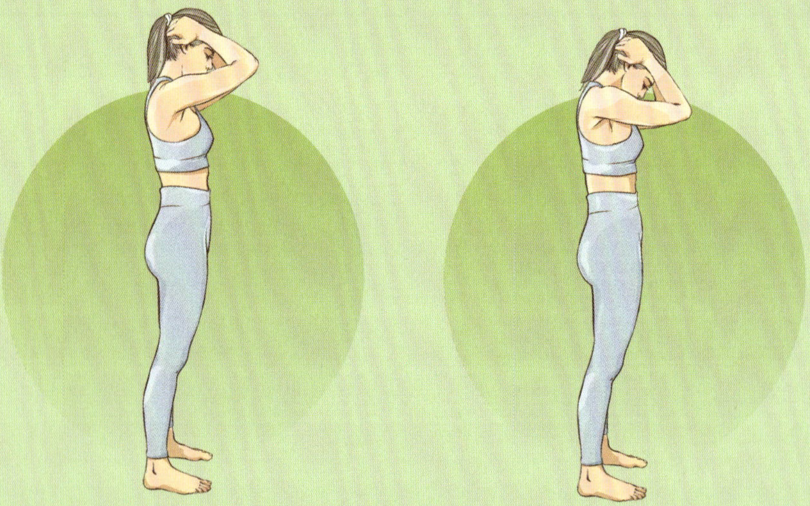

Die Brustwirbelsäulen-Kuh

Gehe in den Vierfüßlerstand. Die Schultern befinden sich direkt über den Händen, die Hüftknochen über den Knien. Je mehr du deine Finger auffächerst, umso mehr Stabilität hast du.

Gehe nun in ein Hohlkreuz, indem du den Blick zur Decke richtest und dabei deinen Po nach oben ziehst. Halte diese Kuh-Position mindestens 5 bis 10 Sekunden.

Dann forme deine Wirbelsäule zu einem Buckel, ebenso wie eine Katze, während sich deine Kinnspitze so weit wie möglich deiner Brust nähert. Halte diese Katzenbuckel-Position ebenfalls bis zu 10 Sekunden. Anschließend gehst du wieder langsam in die Kuh-Position.

Dauer: 5 bis 10 Wiederholungen

Tipp: Diese Übung ist im Yoga als „Katze-Kuh" bekannt.

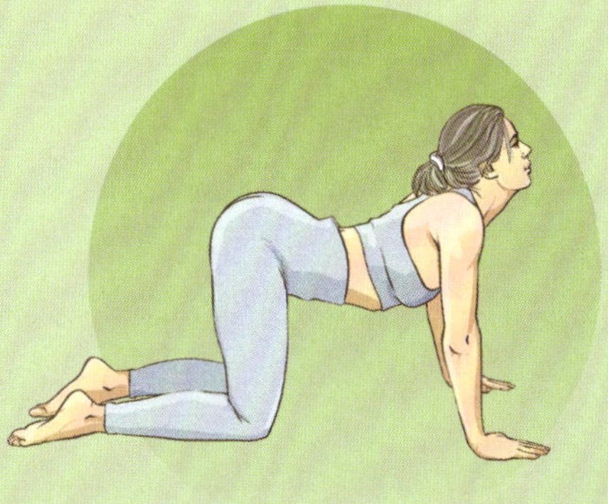

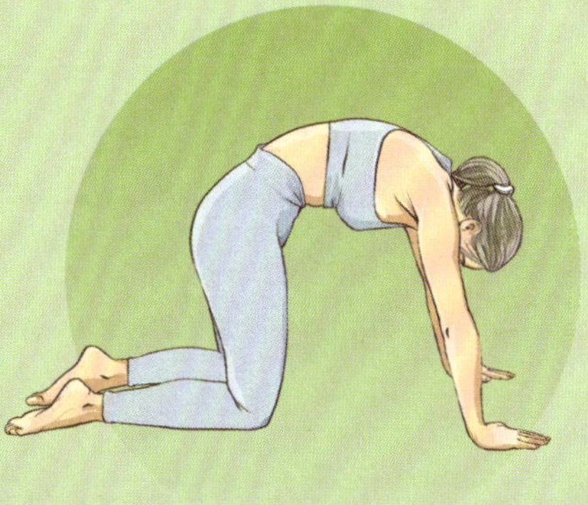

Die entspannende Rückenstufe

Wenn bei Lendenwirbelsäulen-Beschwerden nichts mehr geht, dann hilft die entspannende Rückenstufe.

Lege dich hin und begebe dich wieder in die Stufenlagerung, indem du eine Getränkekiste, einen Stuhl oder das Sofa zur Beinablage nutzt. Platziere nun deine Unterschenkel auf den erhöhten Gegenstand, sodass deine Hüft- und Kniegelenke am besten jeweils um 90 Grad gebeugt sind. Hierdurch schwächt sich die Lendenlordose ab, der Druck auf die Facettengelenke und Bandscheiben nimmt ab und die Rückenstreckermuskulatur wird gedehnt.

Dauer: Jederzeit und so lange du möchtest

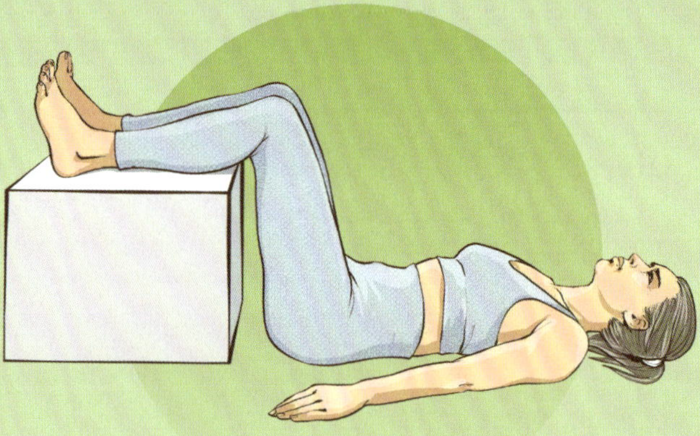

Der entlastende Kniefall

Wenn bei Lendenwirbelsäulenschmerzen noch ein wenig Bewegung möglich ist, dann wirkt diese Übung sofort entlastend.

Lege dich mit ausgebreiteten Armen hin und stelle deine Beine angewinkelt auf den Boden. Dann lasse beide Beine langsam zu einer Seite kippen, soweit dies schmerztechnisch möglich ist. Halte diese Position bis zu 10 Sekunden, dann bringe die Beine langsam auf die Gegenseite, auf der du genauso lang innehältst.

Dauer: 5 bis 10 Wiederholungen pro Seite

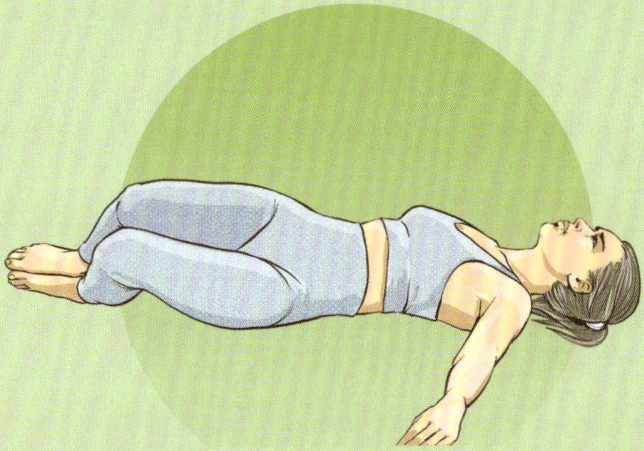

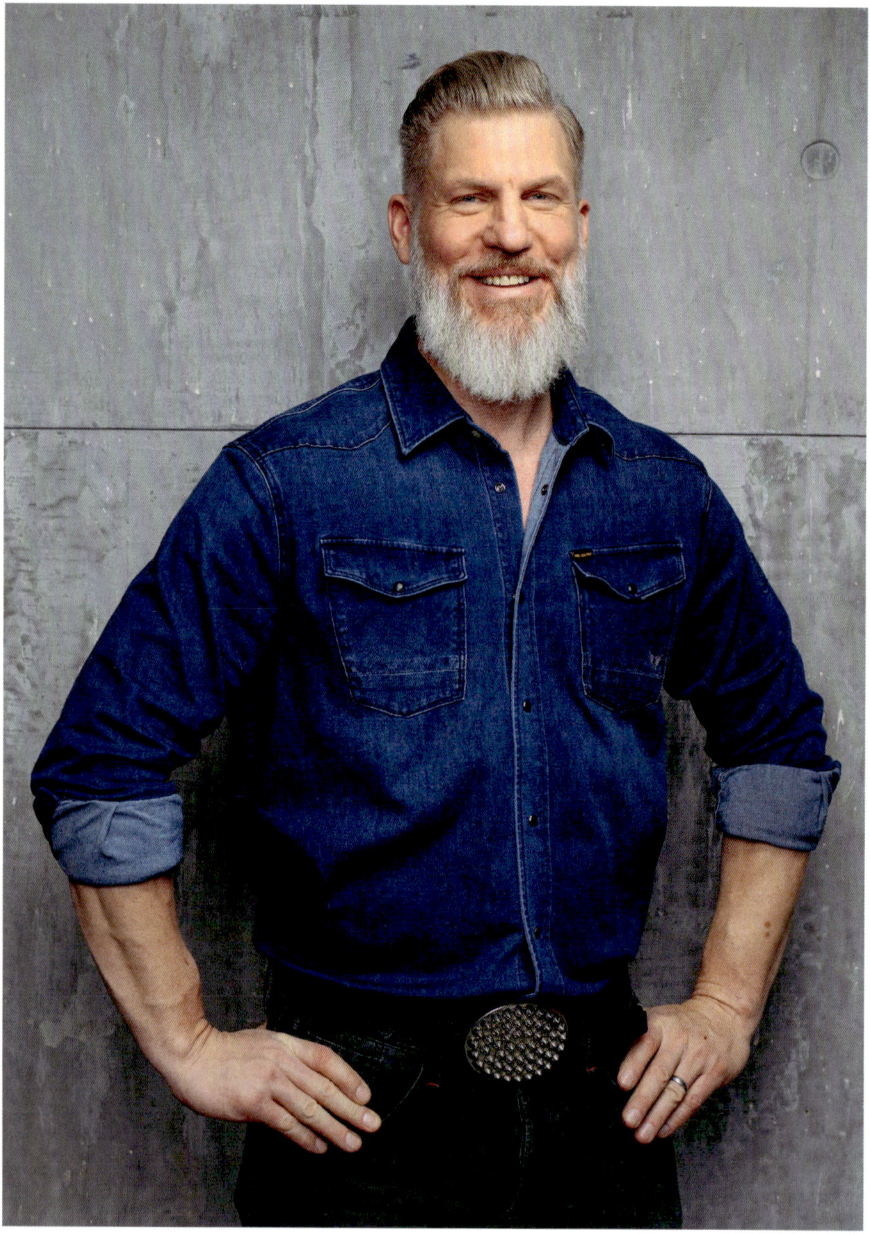

DANKSAGUNG

Ein Buch zu schreiben ist eine Reise, die man selten allein macht. Dieses Werk wäre nicht möglich gewesen ohne die Unterstützung, den Austausch und die Inspiration vieler Menschen, denen ich an dieser Stelle danken möchte.
Mein besonderer Dank gilt meinen Leserinnen und Lesern – jenen, die nach Lösungen suchen, sich nicht mit Rückenschmerzen abfinden und den Mut haben, neue Wege zu gehen. Euer Interesse und eure Rückmeldungen sind die größte Motivation für meine Arbeit.
Ein herzliches Dankeschön auch an meine Kollegen Dr. med. Patrick Julius und Dr. med. Andreas Falarzik, die mit ihrem Wissen, ihren kritischen Fragen und ihren konstruktiven Diskussionen in all den gemeinsamen Jahren dazu beigetragen haben, dass dieses Buch nicht nur informativ, sondern auch praxisnah und verständlich ist.
Danke an mein Praxisteam, das mich während des Schreibprozesses unterstützt hat – durch eine perfekte Organisation der Sprechstunden, um mir so den nötigen Freiraum zu schaffen, für dieses Buch die richtigen Worte zu finden. Ich habe die besten Medizinischen Fachangestellten!
Und nicht zuletzt danke ich meiner Frau für ihr Verständnis, ihre Geduld und ihre unermüdliche Unterstützung. Ohne sie wäre dieses Buch nicht entstanden.

Möge dir dieses Buch den Impuls geben, die Verantwortung für deinen Rücken selbst in die Hand zu nehmen – und dich von unnötigen Rückenschmerzen zu befreien!

Dein

Sachregister

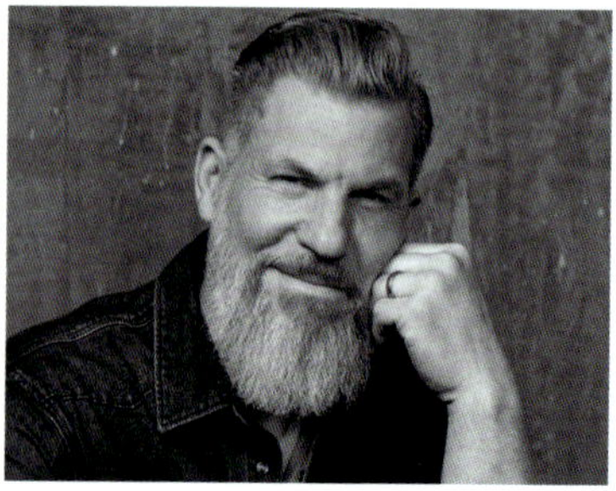

ZUM AUTOR

Dr. Matthias Manke – Facharzt für Orthopädie mit eigener Praxis in Bochum-Wattenscheid und Bestsellerautor – hat sich mit diesem Buch dem Volksleiden „Rückenschmerzen" gewidmet.
Mit viel Wissen über den eigenen Körper und 30 leicht umsetzbaren Übungen macht der Revierdoc seine Leserinnen und Leser fit für einen Alltag, der meist alles andere als rückenfreundlich ist.

Weitere Bücher des Autors:

- → Wenn der Orthopäde Rücken hat
- → Doktor Draußen
- → Schluss mit Nackenschmerzen

IMPRESSUM

Hinter jedem tollen Buch steckt ein starkes Team

Projektleitung: *Nadine Widl*
Texte: *Anne-Kristin Kastens*
Lektorat: *Annette Gillich-Beltz*
Covergestaltung: *Ina Zimmermann*
Umschlaggestaltung und Satz: *Dorothee Griesbeck*
Übungsillustrationen: *Jan Russok*
Autorenfotos: *Michael Wilfling, 31Media GmbH*
Weitere Fotos und Grafiken: *Shutterstock*
Herstellung: *Frank Jansen*
Producing: *Jan Russok*
Druck & Bindung: *optimal media GmbH, Röbel*

1. Auflage 2025

Neumühlen 17, 22763 Hamburg
ISBN: 978-3-96584-522-0
Redaktionsanschrift:
ZS, Edel Verlagsgruppe GmbH,
Kaiserstraße 14b, 80801 München
www.zsverlag.de/kontakt
www.edelverlagsgruppe.de/kontakt

LIEBE LESERINNEN, LIEBE LESER,

wie schön, dass Sie ein Buch von ZS in den Händen halten. „jetzt leben!“ ist das Motto unseres Verlages. Es steht für Genuss und Inspiration, Unterstützung und Motivation. Ob Kulinarik oder Fitness, Gesundheit oder Lebenshilfe – seit über 30 Jahren bieten wir kompetente Ratgeber für (fast) alle Lebenslagen. Wir lieben Tradition genauso wie Innovation – sie treiben uns an. Unsere Autorinnen und Autoren sind Menschen, die zu ihrem Thema wirklich etwas zu sagen und zu schreiben haben. Unsere Produkte sind erzählerisch, appetitmachend und als gedruckte Bücher haptisch echte Erlebnisse. Für Sie mit ganz viel Liebe gemacht! Entdecken Sie mehr aus unserer wunderbaren Welt!

UNSER VERLAGSHAUS

Mit Standorten in Hamburg und München zählt die Edel Verlagsgruppe zu den größten unabhängigen Buchanbietern Deutschlands. Zur Gruppe gehören die Verlage Dr. Oetker Verlag, Edel Sports, KARIBU und ZS.

ZS - Ein Verlag der Edel Verlagsgruppe
www.zsverlag.de
www.facebook.com/zsverlag
www.instagram.com/zsverlag

HINWEIS

Die Ratschläge in diesem Buch wurden mit größter Sorgfalt von Autor und Verlag erarbeitet und geprüft. Eine Garantie kann jedoch nicht übernommen werden. Ebenso ist eine Haftung des Autors bzw. des Verlags und seiner Beauftragten für Personen-, Sach- oder Vermögensschäden ausgeschlossen. Erkrankungen mit ernstem Hintergrund gehören in ärztliche Behandlung! Bei bereits bestehenden Beschwerden kann das Buch daher keinen fachärztlichen Rat ersetzen.